이왕재 교수의
비타민C 이야기

이왕재 교수의
비타민C 이야기

초판1쇄 인쇄 2019년 11월 8일
초판12쇄 발행 2024년 12월 10일

지은이 이왕재
발행인 이왕재

펴낸곳 건강과 생명(www.healthlife.co.kr)
주 소 03082 서울시 종로구 대학로7길 7-4 1층
전 화 02-3673-3421~2 **팩 스** 02-3673-3423
이메일 healthlife@healthlife.co.kr
등 록 제 300-2008-58호

총 판 예영커뮤니케이션
전 화 02-766-7912 **팩 스** 02-766-8934

정 가 16,000원

ⓒ 이왕재 2019
ISBN 978-89-86767-49-0 03510

이 도서의 국립중앙도서관 출판예정도서목록(CIP)은 서지정보유통지원시스템 홈페이지(http://seoji.nl.go.kr)와 국가자료종합목록 구축시스템
(http://kolis-net.nl.go.kr)에서 이용하실 수 있습니다. (CIP제어번호 : CIP2019044643)

백세시대 건강의 답

이왕재 교수의
비타민C 이야기

서울의대 교수 이왕재

우리 몸을 지키는 건강과 생명의 파수꾼

세상에서 가장 값싸고 귀한 보약 중의 보약

비타민C의 놀라운 효능들

라온누리

Vitamin C 서문

 돌아보니 비타민C와의 만남이 벌써 30년이 넘었습니다. 30년이란 세월은 결코 짧은 세월이 아닙니다. 특별히 건강전문가, 의학자로서 30년간 실천한 비타민C 복용에 대한 감회는 남다를 수밖에 없습니다. 이제야 담대하게 누구에게나 이 진리를 전하게 되었다는 고백을 먼저 합니다. 처음에는 무엇인지도 모르고 복용하기 시작했는데, 30년이 지난 지금에 와서 보니 얼마나 큰 복을 받았는지 새삼 느끼게 됩니다. 필자를 비롯한 모든 가족의 건강, 아울러 필자 주위의 많은 지인들의 건강까지 잘 유지되고 심지어는 좋아지고 있음을 직·간접으로 목격할 때 그저 감사하다는 생각 외에는 없습니다.

 처음에는 비타민C에 대해 약간 아는 지식으로 그저 공허하게 들릴 수도 있는 이야기를 전했지만, 30여 년이 지난 현재는 필자의 학문의 터전인 실험실이 비타민C 연구로 24시간이 부족할 정도이며 전공 분야 세계 최고의 잡지를 포함해 세계적으로 권위 있는 잡지에 40편 가까운 논문을 발표하기에 이르렀습니다. 더욱 기쁜 일은 이제 많은 의사를 포함한 학자들도 비타민C의 학문적 중요성에 눈을 뜨게 되었을 뿐 아니라 실제 일상 삶 속에서 정기적으로 직접 복용하고 있다는 점일 것입니다. 그동안 실험적 증거(특히 생체실험결과)가 부족하다는 이유만으로 정통 의료계로부터 항상 소수자 취급을 받아왔는데 그 이유가 사람을 대상으로 하는 생체실험을 수행하기 어렵다는 점 때문이라는 사실은 잘 알려져 있습니다. 그러나 다행스럽게도 사람과 완벽하게 똑같이 유전자에 문제가 생겨 비타민C를 합성할 수 없는 생쥐를 확보하여 그동안 할 수 없던 생체실험을 할 수 있게 되었고, 그 결과들을 세계 최고 권위지에 수십 편 발표하게 되었습니다. 내용적으로 보면 그간 분명한 원인을 알 수 없었던 괴혈병의 사인에 대해 가장 근접한 과학적 근거를 제시하였을 뿐 아니라, 그 이론이 더 나아가 각종 돌연사의 원인 중에 비타민C 부족이 포함될 수 있음을 밝혔습니다. 스트레스가 일상화되어 있는 현대인에게 비타민C 복용은 이제 더 이상 선택이 아닌 필수임을 이 논문은 적시하고 있습니다. 설왕설래하던 비타민C의 항암기능에 대한 학문적 기전이 이제는 거의 완벽하게 밝혀져 지난 2017년 초 비타민C

에 대해 지극히 신중하기만 했던 미국에서 거대용량(평균 사용량 85g)의 비타민C를 경구 복용도 아니고 정맥 주사하여 항암치료의 효능을 극대화시켰다는 논문이 세계 최고의 암 전문지(Cancer Cell)에 발표되기에 이르렀습니다. 뿐만 아니라 의료계에서 주장하는 것보다 더 많은 양의 비타민C를 복용한 간장질환자들의 간 기능을 비타민C가 유일하게 회복시켜 간질환으로부터 자유로워질 수 있음을 간 전공 내과의사들과 공동연구하여 권위 있는 국제 잡지에 무려 3편이나 발표한 일은 주목할만 합니다. 21세기 들어 새로운 국면을 맞고 있는 신종 독감이나 변종감기 감염에도 비타민C가 극단적으로는 생명을 지켜주는 역할을 함을 SCI 급 국제잡지에 발표한 바 있습니다. 심지어 비타민C 합성이 안 되는 생쥐를 이용한 실험에서는 비타민C가 부족한 어미 생쥐로부터 태어난 새끼 생쥐는 신경계 발달, 특히 소뇌 발달에 결함이 생길 수 있음도 세계 최고 권위지에 발표한 바 있습니다.

이제 이 책을 내면서 너무 많은 분들의 신세를 졌기 때문에 인사를 드리지 않을 수 없습니다.

먼저 부족한 필자에게 비타민C의 놀라운 비밀을 알게 해주신 하나님께 무한한 감사를 드립니다. 또한 지난 30년 동안 도와주신 분이 많이 계신데, 일일이 이름을 거론하지 못함을 용서해주시기 바랍니다. 물질적으로, 기도로, 관심과 격려로 끝없이 도와주신 많은 분께 한없는 감사의 인사를 드립니다. 필자의 고집스런 주장들을 실험을 통해서 학문적 진리가 되게 하는데 애쓴 사랑하는 제자들과 필자의 글을 옥고가 되도록 다듬어주고 또한 매월 글을 쓸 수 있는 장을 열어주는 '월간 〈건강과 생명〉' 식구들에게도 감사의 뜻을 전합니다. 아울러 지금까지 필자를 위해서 가장 많이 애쓴 사랑하는 아내와 딸 하나에게도 특별한 감사를 드립니다. 50대 후반에 뇌경색으로 쓰러지셨지만, 30년 가까이 복용한 비타민C 덕분에 완벽히 회복되어 지금도 건강한 삶을 누리며 사위 덕에 회복했다고 늘 사위 자랑을 하시는 80대 중반의 장모님께도 특별한 감사의 인사를 드리지 않을 수 없습니다.

끝으로 지난 30여 년 동안 필자의 주장을 믿고 지금도 비타민C를 잘 복용하며 성원을 멈추지 않으시는 많은 독자들께 머리 숙여 깊은 감사의 인사를 드립니다.

2019년 10월

함춘동산에서 저자 이 왕 재

제3부 _ 건강의 파수꾼, 비타민C

제4부 _ 비타민C, 어떻게 먹을까?

1. 왜 비타민C가 중요한가?

비타민C가 중요한 까닭은 생명유지에 필수적이기 때문이다. 비타민C가 발견된 역사를 통해 그 사실을 확인해보자.

– 비타민C는 부족증으로 죽기 때문에 발견된 유일한 비타민!

비타민C는 괴혈병 때문에 발견되었는데 비타민C가 결핍되면 괴혈병에 걸린다. 비타민C의 결핍증이 학술적으로 처음 기술된 것은 18세기 무렵이지만, 그 증상은 역사적으로 그 이전부터 기록되었다.

역사 기록을 살펴보면 괴혈병의 역사는 멀리 고대 이집트 시대(기원전(BC) 1550년경)까지 거슬러 올라간다. 독일의 이집트 연구가요 소설가인 게오르그 모리츠 에베르스가 이집트의 한 파피루스에서 이미 이 질환의 증상에 대한 기록을 발견했다. 조금 더 거슬러 올라가면 의학의 대부라고 할 수 있는 히포크라테스가 기원전 450년경에 현재 알려져 있는 괴혈병과 거의 똑같은 증상을 기술해놓았다. 그리고 기원후(AD) 1309년 프랑스의 역사가 조안 빌은 괴혈병을 십자군 전쟁 때 병사들의 구강과 다리를 공격하는 질환으로 기술하였다.

산발적으로 이 질환에 대한 보고가 이어지지만 그래도 구체적으로 이 질병에 대한 관심이 세인에게 드러난 것은 오랜 기간 바다를 항해해야 했던 선원들의 생활 때문이었다. 1497년, 포르투갈 탐험가 바스코 다 가마(Vasco da Gama)가 동인도로 항해하던 도중 1년 6개월의 기간 동안 선원의 약 60%가 알 수 없는 이유로 죽게 되는 사건이 발생한 것이다. 그때 죽어가는 환자들에서 공통적으로 나타난 증상 중 하나는 잇몸이나 구강(口腔) 점막 등에서 쉽게 출혈(出血) 현상이 보였다는 것이다. 그 때문에 '괴혈병(壞血病, scurvy)'이라는 이름이 붙게 되었다.

영국 해군 역사책을 보면, 중세시대 영국이 온 세계를 바다를 통해서 지배하던 당시 사회적 문제로 떠오른 것이 바로 이 괴혈병이다. 물론 그들은 그 정체가 괴혈병인지도 몰랐다.

그들은 세계 여러 곳을 지배했기 때문에 한 점령지에 가려면 배를 타고 최소한 몇 달을 가야 했다. 그런데 점령지에 도착하면 거의 반 이상이 죽었고, 전쟁이라도 하면 상대편이 쓰는 무기에 의해 죽기보단 시름시름 앓다가 죽는 병사가 더 많았다. 그러나 그 원인을 알지 못했고, 그 당시만 해도 미개했기 때문에 바다의 신(神)이 잡아가는 줄로만 생각했다.

15, 16세기 유럽에서 괴혈병은 거의 천형(天刑)과도 같았는데, 16세기부터 18세기 사이에 괴혈병으로 사망한 선원은 200만 명에 달했다. 심지어 많은 사람이 모든 병은 이 괴혈병으로부터 시작된다는 잘못된 생각을 하기에 이르렀다.

18세기 중엽쯤 영국의 제임스 린드(James Lind)라는 해군 군의관이 여러 병사와 함께 항해에 올랐는데, 그만 폭풍우를 만나서 어느 섬에 표류하게 되었다. 그때 몇몇 병사가 괴혈병에 걸려 시름시름 앓게 되었는데, 그때 레몬 등의 감귤류 과일을 파는 상선도 같이 표류하게 되었다. 그 기간 동안 과일을 사서 시름시름 앓던 병사들에게 먹였더니, 죽어가던 그들이 매우 빠른 속도로 회복되었다. 그 과정을 생생하게 관찰한 제임스 린드는 '이 감귤류 과일 속에 들어 있는 어떤 물질이 부족하면 사람이 죽는 것이구나' 하는 것을 짐작하게 되었다.

군의관으로 늘 항해를 해야 했던 제임스 린드는 자신의 짐작을 확인하기 위해 1747년에 인류 최초로 임상실험을 계획하기에 이르렀다. 괴혈병에 걸린 12명의 병사들을 6개의 그룹으로 나누고, 그중 한 그룹에게만 감귤류의 과일을 먹게 하고 나머지 그룹에게는 다른 음식을 먹게 하여 비교하였는데, 오로지 감귤류를 주기적으로 먹은 괴혈병 병사들만 거의 완벽하게 회복되는 것을 관찰하였다. 이 역사적인 최초의 임상 실험 결과는 1753년에 논문(Treatise on the Scurvy, 1753)으로 작성되어 영국 정부에 제출되었다.

이러한 의미 있는 보고서의 제출에도 불구하고 괴혈병에 대한 영국 해군 차원의 대책은 시행되지 않았다. 그로부터 50년이 지난 1802년에 이르러서야 영국 정부는 먼 곳을 항해할 때는 병사든 누구든 반드시 레몬을 싣고 나가야 한다는 명령을 법제화하였다. 이같은 법이 시행된 후 항해를 하는 중에 괴혈병으로 사망하는 선원이나 병사가 놀랍게도 거의 한 명도 나타나지 않게 되었다. 얼마나 놀라운 발견인가? 지금와서 생각할 때 의학이라는 학문이 이룬 과학적 쾌거가 아니겠는가? 그러나 그 당시 사람들은 괴혈병을 치료하는 물질이 비타민C라는 것을 알지 못했다. 아직 그 물질이 분리, 동정되지도 않았고 추출해 본 바도 없기 때문이다. 단지 그 감귤류 속에 있는 어떤 물질을 사람이 먹으면, 병에 걸리지 않고 죽지 않는다는 사실만 알았을 뿐이다.

신대륙 미국에서는 1850년대에 금광을 찾기 위해 서부로 많은 사람이 이동했다. 어떤 사람들은 벼락부자가 되기도 했지만, 미국 서부 역사책을 보면 이때 굉장히 많은 사람이 이유도 모른채 죽는 일이 많았는데 나중에 알고 보니 그 또한 비타민C 부족으로 야기되는 괴혈병 때문이었다. 서부는 황량한 사막 지대이기 때문에 신선한 야채나 과일을 먹을 수 없었고 동물들을 잡아서 육식만 했기 때문에 배를 타고 다니는 선원들과 마찬가지로 괴혈병에 걸렸던 것이다. 그때 이미 제임스 린드에 의해서 보고된 내용을 알고 있던 한 이민자가 오렌지를 먹으면 그 죽을 병이 치유된다고 하여 오렌지 밭을 만들었다. 그래서 오늘날 캘리포니아에 광활한 오렌지 농장이 생겨난 것이다.

1907년, 노르웨이의 홀스트 박사와 프로리히 박사가 기니피그(일종의 쥐)를 이용해 각기병(beriberi)의 실험을 하던 중, 곡물과 밀가루만 먹게 된 기니피그에서 우연히 괴혈병이 발생하는 것을 관찰하게 되었다. 그리고 발생한 괴혈병을 치료하는 데 녹색 야채가 매우 효과적임을 실험적으로 증명하였다. 뿐만 아니라 사람은 이 물질(녹색 야채 속에 들어 있는 어떤 물질)을 합성하지 못하기 때문에 녹색 야채를 먹지 않으면 괴혈병에 걸릴 수밖에 없다는 사실을 알게 되었다.

1928년, 헝가리 출신 과학자 쉔트 지오르지(Albert Szent Gyorgyi) 박사가 영국 케임브리지 대학의 한 연구소에서 소의 부신(副腎)과 오렌지와 양배추 잎에서 비타민C에 해당하는 물질을 분리하는데 성공하였다. 그러나 지오르지는 이것이 괴혈병을 치료할 수 있으리라 짐작은 하면서도, 확신이 없었기 때문에 그 물질을 '헥수론산(hexuronic acid)' 이라 이름하였다.

드디어 1932년 미국의 글렌 킹(Glen King) 박사와 워프 박사가 피츠버그 대학에서 레몬주스로부터 이 물질을 추출하여 괴혈병에 걸려 있는 기니피그를 치료하는데 성공함으로써 소위 비타민C를 실질적으로 추출하고, 괴혈병이 이 물질의 부족으로부터 온다는 사실을 최초로 확인하였다. 그러나 이 물질이 '헥수론산'이라 생각했을 뿐 '아스코르빈산'임을 확인하지는 못했다.

1933년, 영국의 화학자 월터 하워드(Walter Haworth)는 처음으로 비타민C를 생합성하는데 성공했고, 그로부터 실험적으로 비타민C가 대량적으로 합성될 수 있는 길이 열리기 시작했다. 그리고 '헥수론산'이 아니고 '아스코르빈산(ascorbic acid)'으로 명명하여 그 이름이 학문적으로 전 세계에 받아들여지게 되었다.

1937년, 쉔트 지오르지 박사는 비타민C에 해당하는 물질을 처음으로 발견한 공로로 노벨의학상을, 월터 하워드 박사는 화학적으로 오늘의 아스코르빈산을 처음으로 밝힌 공적으로 노벨화학상을 공동수상하였다.

1970년대에 유전자 구조에 대한 이론으로 노벨화학상을 수상한 라이너스 폴링(Linus Pauling) 박사가 비타민C의 실질적인 대중화에 가장 큰 기여를 하였다. 즉, 비타민C가 건강에 미치는 영향에 대한 책을 여러 권 저술하여 소위 '거대용량'

의 비타민C가 인간 건강에 중요함을 처음으로 일반 대중에게 강조함으로써 기존 60~100mg이라는 비타민C 일일(一日) 권장량의 부적절함을 지적하였다.

이상으로 비타민C가 발견된 역사는 우리에게 비타민C가 왜 중요한지를 여실히 보여준다.

십자군 전쟁이나 나폴레옹 전쟁, 심지어는 1, 2차 세계대전 등에서 많은 병사가 전쟁터에서 전쟁 중에 죽는 것보다 일상 생활속에서 더 많이 죽었다는 기록은 매우 흥미로운 일이다. 즉, 상대방 병사가 사용한 무기로 인해 죽기보다는 오히려 막사에서 앓다가 죽는 병사가 더 많을 정도였다는 것이다.

이는 오랜 기간 집단생활을 하는 사람들 중에 괴혈병의 희생자가 많았음을 의미하는데, 곰곰이 생각해보면 당연한 현상이다. 오랜 기간 집단생활을 하는 사람들에게 싱싱한 채소나 과일과 같이 저장하기 어려운 음식을 계속 공급하기는 쉽지 않았을 것이기 때문이다. 결국 한 끼의 식사를 통해 공급되는 소량의 비타민C가 우리의 생명을 살리고 있다는 얘기다.

비타민C는 생명의 파수꾼이다!

2. 한눈에 보는 비타민C 이야기

비타민C의 효능에 대한 사람들의 평가는 매우 다양하다. 어떤 사람은 감기에, 또 어떤 사람은 미용에 좋다고 말한다. 나아가 항암 효과가 있다거나 심혈관 질환에 좋다는 얘기도 한다. 이처럼 비타민C의 효능에 대해서는 잡지나 신문, 인터넷 등 여러 매스컴에 거의 매일 오르내릴 정도로 수많은 경험담, 전문가들의 의견, 연구 결과가 많은 대중의 입에 회자되고 있다.

비타민C는 흔히 포도당이라 불리는 글루코스(glucose)나 갈락토스(galactose) 등의 당질을 전구물질로 하여 그로부터 합성되는 일종의 탄수화물로, 화학적으로는 아스코르빈산(ascorbic acid)이라고 한다. 흥미로운 사실은 본래 이것은 동·식물 모두에서 합성되지만, 동물(포유류)의 경우 사람을 포함한 영장류와 기니피그(Guinea pig)라는 실험동물에서는 체내 합성이 이루어지지 않는다는 점이다. 엄밀히 말해 사람도 비타민C를 합성할 수 있었지만, 그 능력을 상실했다는 얘기다.

그 생화학적 과정은 잘 알려져 있다. 즉, 비타민C는 간세포에서 포도당이 몇 단계 변화해 궁극적으로 비타민C(아스코르빈산)로 변환되기 때문에, 비타민C의 구조는 그 모체 물질인 포도당과 화학적으로 매우 유사하다. 그런데 포도당이 비타민C로 전환되는 마지막 단계가 산화인데, 그 산화를 주도하는 산화효소(oxidase)라는 단백질을 만드는 유전자에 돌연변이가 유도됨으로써 마지막 단계인 산화 과정에 결함이 생겨 최종 산물인 비타민C(아스코르빈산)의 합성이 불가능해진 것이다. 문제는 왜 영장류와 기니피그에서만 그 산화효소를 만드는 유전자에 돌연변이가 발생했냐는 것이다. 이에 대한 과학적인 이유는 아직 구체적으로 밝혀지지 않고 있다.

다만 유전학의 발달에 따라 유전자 조작이 자유로워진 최근에는 실험용 생쥐의 유전자 조작을 통해 비타민C의 생체실험이 용이하게 되었다. 이는 포도당이 비타민C로 전환되는 마지막 단계에 관여하는 산화효소를 합성 가능케하는 유전자를 인공적으로 돌연변이 시킨, 사람과 똑같이 생체에서 비타민C를 스스로 합성할 수 없는 생쥐가 실험적으로 만들어졌기 때문이다. 즉, 종래에는 생쥐를 이용하여 비타민C 효능에 대한 생체실험을 하는데 어려움이 많았다. 왜냐하면 생쥐는 자기 몸에서 비타민C를 필요한대로 스스로 만들어내기에 결핍의 증거를 얻을 수 없어서이다. 사람처럼 비타민C가 결핍되어야 충분한 양의 비타민C를 복용케 함으로써 복용하지 않아 결핍 상태에 있는 동물과의 효능 차이를 생생하게 비교할 수 있기 때문이다.

그 이유를 알 수 없지만, 어쨌든 인간은 비타민C가 결핍되면 괴혈병(scurvy)이 발병하는데 신체가 전체적으로 허약해지고 피부에 점상출혈이나 반상출혈이 나타날 수 있다. 그뿐 아니라 잇몸출혈과 골막하출혈 등이 나타나고, 어린이의 경우 뼈 발육에 이상이 생기기도 한다. 심지어 비타민C의 결핍을 그대로 방치하면 죽음에 이르기도 한다.

비타민C의 중요한 생화학적 특성은 비타민 A, D, E, K 등이 지용성인 것과 달리 수용성이라는 것이다. 특히 항산화제 비타민으로 알려진 비타민 A, C, E, 베타카로틴 중에서 오직 비타민C만 수용성인 점에 주목해야 한다. 그 이유는 무엇일까? 그것은 비타민C가 그 화학적 특성상 항산화제가 만드는 부작용을 해결하는 '해결사' 노릇을 해야 하기 때문이다. 해결사로 뛰려면 비타민C는 신체의 각 부위를 빠른 속도로 다닐 수 있는 수용성의 성격을 띨 수밖에 없다. 항산화제가 만드는 부작용이란 무엇일까? 생화학적으로 볼 때 항산화제는 전자를 공여하는 물질이다. 흥미롭게도 전자를 공여하고 나서 그 물질은 독성을 나타내는 물질인 라디칼(radical)의 형태를 띠게 된다. 대표적인 항산화 비타민인 비타민E의 예를 들어보자. 우리가 건강을 위해 흔히 복용하는 비타민E의 화학명칭은 알파-토코페롤(α-tocopherol)인데 그 항산화 능력은 비타민C보다 훨씬 강력한 것으로 알려져 있다. 특히 동맥경화의 중요 요건인 지질(콜레스테롤)의 산화를 막아주는 능력이 대단히 뛰어난데 이 물질은 항산화라는 좋은 기능을 수행한 후 즉시 알파-토코페록실 라디칼(α-tocopheroxyl radical)이라는 산화촉진제로 변환되면서 인체에 독성을 나타낸다. 다행스럽게 이 물질이 인체에 독성을 나타내기 전에 아주 빠른 시간 안에 원래의 비타민E로 재생이 되는데, 그 재생의 과정에 비타민C가 필연적인 역할을 한다. 뒤집어 이야기하면 비타민C가 부족한 상태에서 비타민E만 복용하면 비타민E 복용이 오히려 인체를 상하게 할 수 있음을 의미하는 것이다. 한편, 비타민C가 강력한 항산화제가 아니라 이상적인 항산화제라는 점도 중요한데, 비타민C는 다른 항산화제와 달리 항산화 기능 후 라디칼로 변하지만 독성이 거의 없는 것으로 알려져 있다. 실제 임상적으로도 비타민C 과다 사용에 따른 의미 있는 부작용은 보고된 것이 없다. 이런 이유로 사람들은 다양한 방법으로 비타민C를 섭취하고 있다. 대표적인 항산화제인 비타민C는 생체 내에서 세 종류의 형태로 존재한다.

1. 환원형 비타민C
2. 아스코르빌 라디칼(비타민C 라디칼)
3. 산화형 비타민C

흔히 우리가 섭취하는 비타민C는 환원형 비타민C(L-아스코르빈산)이다. 일단 전자 한 분자를 주면서 항산화 기능을 한 후 비타민C 라디칼이 되지만 독성이 없다. 한번 더 전자를 공여하며 산화형 비타민C(dehydroascorbate; DHA)가 된다. 쉽게 설명하면 다른 항산화제와 달리 비타민C는 두 단계의 항산화 기능을 거친다는 말이다. 인간의 혈중에 존재하는 비타민C는

98% 정도가 환원형이고 약 2% 정도가 산화형으로 알려져 있으며 라디칼 상태는 매우 짧은 시간 존재하기 때문에 실제로 혈중에는 존재하지 않는다.

비타민C의 기능을 알려면 이 물질의 흡수에 관한 지식이 필요하다. 비타민C의 흡수에 관여하는 수용체는 두 종류가 존재하는데, 환원형 비타민C의 흡수에는 나트륨 의존성 수용체 (Sodium-dependent Vitamin C Transporter; SVCT)가 담당하고 여기에는 1형(SVCT-1)과 2형(SVCT-2)이 존재한다. 1형은 비타민C를 대량으로 흡수하는 곳, 즉 작은창자(소장)에 가장 많이 분포하고 2형은 장기별로 전혀 다른 분포 양상을 나타낸다(organ-specific). 산화형 비타민C의 흡수에는 포도당 수용체(Glucose Transporter; GLUT)가 담당한다.

실제 소화관에서의 흡수에 관한 내용을 살펴보면, 100mg 정도의 소량의 비타민C의 경우는 십이지장이나 회장의 상부에서 SVCT-1을 통해 즉시 흡수되는 것으로 알려져 있다. 그러나 1,000mg이 넘는 많은 양을 섭취했을 때는 제한적으로 흡수되어 그 흡수 비율이 절반에 미치지 못하는 것으로 알려져 있다. 필자의 오랜 경험과 관찰에 의하면 1,000mg 넘는 비타민C를 오랜 기간 섭취하면 소장에서의 SVCT-1의 발현이 유도되어 점차 흡수량이 늘어나는 것을 알 수 있다. 그럼에도 아직 이 부분에 대해서는 좀 더 많은 연구가 필요하고, 다량의 비타민C를 섭취했을 때 흡수되지 않은 비타민C가 대장에 미치는 영향도 주목할만하다. 흡수되지 않은 비타민C는 대장 속에 있는 대장균의 성상을 변화시켜 대장 건강에 커다란 영향을 미치기 때문에 다른 물질과 달리 소장에서 제한된 흡수 양상을 보이는 비타민C만의 독특한 특성으로 파악된다. 예를 들어 다량의 비타민C를 섭취한 후 한두 달이 지나면 대변에서 독한 냄새가 사라지게 된다. 비타민C가 대변의 대장균 변화에 미치는 영향에 대한 필자의 실험에 의하면 평소 비타민C 섭취량이 많을수록 좋은 균이 많이 번성하고 부패균은 억제당하기 때문이다. 이것은 최근 급증하고 있는 대장암의 예방과 밀접한 관계가 있음을 지적하지 않을 수 없다.

비타민C 흡수와 관련하여 흥미로운 것은 흡수된 비타민C가 조직 내에 분포되는 양상이 균등하지 않다는 사실이다. 대뇌, 부신, 눈의 망막에 많이 분포하고 다음으로 간, 비장, 장, 골수, 췌장, 흉선, 뇌하수체, 콩팥에 상당량 분포하고 있는 것으로 밝혀져 알려지지 않은 기능에 대한 암시를 주고 있다.

특히 대뇌나 부신의 경우 혈중 농도의 200배에 가까운 고농도의 비타민C가 존재하여 비타민C의 기능에 대한 학문적 추정을 가능하게 해주는데 자세한 이야기는 각론에서 다루고자 한다.

비타민C의 기능은 그 생화학적 성격을 통해 잘 알 수 있다. 무엇보다 두드러진 특징은 항산화제 역할이다. 이는 스스로 산화해 다른 물질의 산화를 막는 역할을 말한다. 화학적으로는 환원제라고 할 수 있다. 비타민C는 마른 상태에서는 매우 안정적이지만, 용액 속에서는 불안정하여 쉽게 산화된다. 열이나 빛에 약해 조리과정에서 손실되기 쉽고 심지어 형광등 빛에 의해서도 쉽게 산화되어 그 기능을 잃는 것으로 알려져 있다.

항산화제 기능 외에도 비타민C는 생체 내에서 여덟 가지 효소의 조효소 역할을 하는 것으로 밝혀졌다.

가장 대표적으로 콜라겐(collagen)이라는 단백질을 생합성하는 데 조효소로서 중요한 역할을 한다. 이 단백질은 인체 거의 모든 부분에 존재하지만 그중에서도 결합조직에 많이 존재하는 것으로 알려져 있다. 따라서 상처가 났을 때 빠른 치유를 위해 비타민C를 많이 섭취하라는 것은 지금까지는 물론 앞으로도 유효한 사실이 될 것으로 믿는다. 괴혈병의 병리적 기전도 비타민C 부족으로 인해 콜라겐 단백질이 생합성되지 않아 앞서 말한 여러 출혈 증상이 일어나는 것으로 전통적으로 보고되고 있지만, 이것은 비타민C에 관련된 과학적 사실 중 극히 일부분에 지나지 않음을 기억해야 한다.

이 전통적 사실 외에도 비타민C는 체내에서 아드레날린이라는 스트레스 호르몬을 합성하는데 매우 중요한 조효소 역할을 한다. 그래서 스트레스 상태에 있는 사람의 경우 혈중에 비타민C가 측정되지 않을 정도로 고갈된다.

또한 비타민C는 또 다른 스트레스 호르몬인 스테로이드 호르몬의 대사에도 조효소로 작용한다. 그래서 두 종류의 스트레스 호르몬의 주 생성 장기인 부신에 상상하기 어려울 정도로 높은 농도의 비타민C(혈중 농도의 200배)가 존재하는 것이다. 현대인이 엄청난 스트레스에 시달린다는 점을 감안할 때 비타민C는 현대인에게 없어서는 안 될 필수영양소라고 할 수 있다.

특히 그 결핍이 만성피로의 확실한 원인 중 하나로 알려진 L-카르니틴 대사에도 비타민C가 조효소로 작용한다. L-카르니틴은 미토콘드리아에서 지방이 에너지로 변환되는 과정을 주도하는 물질이다.

한편 비타민C는 혈관에 작용하여 혈관을 확장시킴으로써 혈압을 낮추는 일산화질소(Nitric Oxide; NO) 생성효소의 조효소 작용도 하는 것으로 알려져 있다. 1999년에는 보스톤 의대와 라이너스 폴링 연구소의 공동연구에 의해 비타민C가 이 기전을 통해서 혈압을 낮추는 의미 있는 역할을 할 수 있음을 임상 연구를 통해 밝힌 바 있다.

아울러 비타민C는 철분의 장내 흡수를 촉진시킬뿐만 아니라 철분이 간에 저장되도록 운반해주는 단백질 이동에 필수적인 것으로도 알려져 있다.

오래 전부터 지나친 알코올 섭취가 그 원인인 것으로 알려져 왔던 췌장질환도 알고 보니 단순히 비타민C 결핍에서 비롯된 것이라는 보고가 있다. 영국의 췌장학회 회장이며 여의사인 존 브러갠자 박사는 영국 서북부의 맨체스터 로얄병원에서 10년 이상 연구한 결과 이같은 사실을 보고하였다. 이 사실은 우리가 흔히 경험하는 질환은 아닐지라도 비타민C를 복용함으로써 급·만성 췌장질환을 막을 수 있다는 얘기가 된다.

몇 해 전 과학기술원 화학과의 전무식 박사는 물의 형태에 대해 보고한 바 있는데 모든 물은 오각수와 육각수 두 가지의 형태로 존재한다고 하였다. 수돗물과 같이 일상적인 물은 오각수의 형태이고, 인체 혹은 생체를 구성하고 있는 물은 육각수이므로, 가급적 육각수 형태의 물을 마시는 것이 건강에 좋다는 것이다. 이어 오각수가 육각수로 변하는 데 필요한 조건 중 하나가 비타민C라는 발표다. 즉 오각수를 마시더라도 부분적으로 비타민C에 의해서 육각수로 변해 건강에 유익하다는 것이다.

결국 비타민C에 관련된 기존의 교과서적 지식은 전면 수정되어야 한다. 비타민C의 다양한 효능에도 불구하고 의학을 전공하는 사람들조차 그 효능이 콜라겐 합성에 필수적이라는 사실에만 머물러있다는 것은 매우 안타까운 일이 아닐 수 없다.

한편, 비타민C는 동맥을 튼튼하게 지켜주고 콜레스테롤 대사에 유익한 영향을 주기 때문에 궁극적으로 동맥경화 예방에 큰 도움이 되기도 한다. 또한 위염, 위암 등의 원인을 제공하는 위장 내의 여러 문제를 해결해주기도 한다. 특히 한국인은 위장 질환이 많기 때문에 비타민C가 더욱 필요하다. 그 이유에 대해서는 뒤에서 자세히 다룰 것이다.

3. 왜 비타민C가 부족하면
   쉽게 죽는가?

　비타민C의 결핍증은 어느 한순간에 나타나는 것이 아니라 지속적으로 섭취하지 못할 때 만성적으로 나타난다. 즉, 비타민C가 전혀 없는 음식(칼로리 위주의 식사)으로 몇 개월을 살면 만성적 결핍 현상으로 죽음에 이르는 것이다. 사실 괴혈병은 그 역사가 매우 깊다. 18세기 중반에 처음으로 의학적 접근이 이루어졌으니 그 역사가 거의 250년이 넘은 셈이다. 그럼에도 그 죽음의 기전을 아직 확실하게 밝히지 못하고 있음을 고려하면 비타민C에 대한 진지한 성찰과 연구가 그동안 얼마나 소홀했는지 알 수 있다.

2003년 10월, 세계적으로 유명한 한 학술잡지에 두 세기 반을 끌어온 괴혈병의 사인에 대해 중요한 연구 보고가 실렸다. 사람처럼 비타민C 수용체인 SVCT 단백질을 발현하지 못하는 생쥐를 이용한 생체실험을 통해 밝혀낸 것인데, 비타민C가 만성적으로 결핍되어 괴혈병에 걸리면 궁극적으로 스트레스 호르몬으로 알려진 아드레날린과 스테로이드 호르몬이 만들어지지 못해 혈압 유지, 혈당 유지가 이루어지지 않아 결국 죽음에 이른다는 것이다.

　비타민C와 관련된 연구 결과들을 조사해보니, 비타민C가 결핍되면 부신의 기능이 발휘되지 않는다고 한다. 즉, 수질에서는 아드레날린을, 피질에서는 각종 스테로이드 호르몬을 합성하는데, 이때 비타민C가 조효소로서 매우 중요한 역할을 하는 것으로 알려져 있다. 이에 따라 만성적으로 비타민C가 결핍되면 아드레날린과 각종 스테로이드 호르몬의 합성이 이루어지지 않아 생명을 유지할 수 없게 된다는 얘기다. 즉, 괴혈병의 학문적 사인이 부신부전증(adrenal insufficiency)이라는 결론이다.

　혈압 유지에 꼭 필요한 아드레날린이나 스테로이드 호르몬이 생성되지 않으면 서서히 혈압이 낮아지게 된다. 흔히 말하는 혈압 120/80에서 위쪽 혈압 120을 수축기 혈압이라고 하는데, 그 혈압이 60 이하로 떨어지면 대뇌까지 혈류가 원활하지 않아 의식을 잃게 되고 급기야 죽음에 이르는 것이다.

그러나 이 실험은 앞에서 얘기한 바와 같이 SVCT 유전자를 없앤 생쥐를 이용한 생체 실험으로, 그 생쥐에게서 태어난 새끼 생쥐는 출생 후 한 달도 안되어 모두 죽는다. 생쥐들이 죽은 이유를 분석하니 부신부전이라는 것이다. 그래서 괴혈병의 사인은 부신부전이라는 결론이 나온 것이다. 그러나 이 경우 살아 있는 성인의 삶 속에서 나타날 수 있는 비타민C 결핍이라는 실제적 상황을 반영하지 못하기 때문에 학문적으로 많은 사람들로부터 설득력을 잃고 말았다.

이에 우리 연구팀은 사람처럼 비타민C를 합성하지 못하는 생쥐를 이용하여 괴혈병의 사인에 대한 접근을 시도하였다. 즉, 비타민C를 충분히 스스로 합성할 수 있는 정상 생쥐(1군), SVCT 유전자가 결핍되어 비타민C를 사람처럼 스스로 합성할 수 없는 생쥐(2군), 스스로 합성하지 못하지만 음료수에 충분한 양의 비타민C를 먹인 생쥐(3군), 이렇게 세 군(群)으로 나눠 두 가지 스트레스(찬물에 노출시킴과 묶어 둠)에 노출시켰다. 교대로 스트레스를 적용해 관찰한 결과, 시간이 지나면서 오로지 비타민C를 체내에서 스스로 합성할 수 없는 생쥐인 2군만 죽게 되는 것을 발견할 수 있었다. 그리고 그 죽은 생쥐들의 부검을 통해 비타민C가 부족한 상태에서 스트레스를 받으면 심장세포가 면역항진물질을 지나치게 많이 생성하여 스스로 죽게 만드는 과정을 거쳐 심장 세포가 죽고 그로 인해 궁극적으로는 심장이 멈춤으로써 생쥐가 죽음에 이른다는 사실을 밝혀 상위권의 SCI 국제 잡지에 발표한 바 있다.

비록 이 실험에서는 인위적으로 스트레스 조건을 가했지만, 인간은 어떤 형태로든 삶 가운데 스트레스를 받고 살 수밖에 없음을 고려할 때, 괴혈병의 사인(死因)에 대한 가장 근접한 학문적 근거라 하지 않을 수 없다.

4. 왜 비타민C를
사람만 합성하지 못하는가?

　학문적으로 잘 알려진 바에 의하면 모든 포유류는 자기가 필요한 만큼의 비타민C를 스스로 몸에서 만들어낸다. 그러나 사람을 포함한 영장류와 기니피그(Guinea pig)라는 일종의 쥐만 예외적으로 스스로 합성할 수 있는 능력을 잃게 되었다는 것이다. 비타민C를 합성하는 데 필요한 기본적인 원료는 포도당(D-glucose)이고, 이 포도당이 간세포에서 몇 단계의 효소 작용에 의한 변화를 거쳐 최종적으로 비타민C(ascorbic acid)가 되는 것으로 알려져 있다. 그런데 사람의 경우를 보면, 마지막 단계를 주관하는 효소를 만드는 유전자 하나가 돌연변이로 그 기능을 잃어 비타민C를 만들 수 없게 되었다는 것이다. 이를 통해 비타민C의 구조가 포도당과 매우 유사할 것이라 예상할 수 있고, 실제 비타민C의 생화학적 구조는 포도당과 매우 유사하다.

이러한 학문적 지식을 바탕으로 이 분야의 연구진은 비타민C 실험을 위한 동물 모델로 비타민C를 합성할 수 없는 생쥐를 만들었다. 앞서 말했듯 생쥐는 생존을 위해 스스로 비타민C를 합성할 수 있다. 그러나 유전자 조작을 통해 – 사람이 돌연변이로 그 기능을 잃어버린 것과 똑같이 – 바로 그 유전자를 제거하면, 생쥐도 사람과 마찬가지로 간세포에서 포도당을 원료로 해 비타민C를 합성하는 능력을 잃게 된다.

필자는 미국의 한 유전학자로부터 이 동물 모델을 구입했다. 생쥐 실험을 통해 과학적 가치가 있는 비타민C 효능을 좀 더 연구해보고 싶어서였다.

이 동물을 이용한 실험으로 얻은 결과를 살펴보면, 우선 비타민C 생체 합성이 불가능한 이 생쥐들에게 비타민C가 없는 먹이와 물을 주며 키우면, 5주부터는 죽는 생쥐가 나타나고 그로부터 1주일 이내에 모든 쥐가 사망한다는 것을 확인할 수 있었다. 인간도 똑같은 운명임을 고려해볼 때, 괴혈병이 얼마나 무서운 질병인가를 짐작할 수 있다. 그밖에 동맥경화의 원인으로 주목받는 콜레스테롤의 혈중 농도가 가파르게 상승하는 것을 확인할 수 있었다. 즉, 비타민C 부족으로 죽은 생쥐의 혈액을 분석해보니 콜레스테롤이 고위험군 수준으로 올라가 있었고, 좋은 콜레스테롤로 알려진 고밀도 콜레스테롤(HDL)이 현저하게 낮아져있음도 알 수 있었다. 아울러 몸의 각 부분에 분포하고 있는 동맥의 내피가 손상되어 있었다. 이러한 증상은 동맥경화로 진행되는 소견들로 평소에 비타민C가 인체 내에서 어떤 역할을 하는지 분명하게 알려주는 현상이다.

왜 하필이면 사람을 포함한 영장류와 기니피그와 같은 동물만 비타민C를 합성할 수 없게 된 것일까?

이 의문에 대해 아직까지 학문적으로 밝혀진 바는 없다.
혹자는 사람 몸속에 어느 순간 비타민C를 대체할 능력이 생겼거나 더 이상 필요치 않게 되었기 때문이라고 말하기도 하지만, 그러한 추정은 사실로 받아들이기 어렵다. 왜냐하면 지금도 비타민C의 공급을 완전히 끊으면 체내에서 비타민C 합성이 일어나지 않는 사람이나 기니피그는 얼마의 시간이 경과되면 사망하기 때문이다.

또 혹자는 사람의 경우에 비타민C를 섭취할 수 있는 여건이 좋기 때문이라고 말하기도 하는데, 그런 의미에서라면 지금도 많은 양의 비타민C를 체내에서 스스로 합성하고 있는 많은 종류의 초식동물의 경우를 설명할 수 없다. 이유인즉, 초식동물은 주식인 풀 속에 존재하는 많은 양의 비타민C를 늘 섭취할 수 있기 때문에 오히려 그들에게서 비타민C 합성 능력이 사라져야 하는데, 실제로는 그렇지 않기 때문에 이러한 설명 역시 그 설자리를 잃게 된다. 그러고 보면 분명 우리가 알지 못하는 비타민C의 비밀이 있음을 알아야 하지만, 생명과학 시대인 21세기임에도 그 비밀은 여전히 풀리지 않고 있다.

5. 왜 비타민C의 적정량 기준은 재고되어야 하는가?

비타민에는 지용성과 수용성이 있음을 우리는 잘 알고 있다. 지용성 비타민은 과다 복용을 했을 때 나타나는 부작용이 내과 교과서 등의 의료서적에 잘 기록되어 있지만, 수용성 비타민의 경우에는 과다 복용에 의한 보고보다는 결핍증에 따른 보고가 주류를 이루고 있다. 이는 흔히 비타민C가 수용성이어서 몸에 축적되지 않고 배출되기 때문이라고 하지만, 근원적으로는 물질 자체에 독성이 없다는 사실을 더 중요하게 인식해야 한다. 청산가리는 수용성임에도 그 자체에 독성이 강하기 때문에 사약에 사용되어져 온 것이다.

수용성 비타민은 대표적으로 비타민B와 C가 있다. 비타민 B의 결핍증은 각기병, 비타민C의 결핍증은 괴혈병으로 알려져 있는데, 문헌을 찾아보면 각기병으로 죽는 경우는 거의 없지만 괴혈병으로 죽는 경우는 많았다. 그런 이유로 비타민C에 더욱 주목하는 것이다. 왜 그러한 중요한 차이가 나타나는 것일까?

각기병의 경우, 실제 인간 삶 속에서 결핍증으로 죽음까지 가기 어려운 이유는 각기병으로 죽기 전에 오히려 굶어죽고 말 것이라는 점 때문이다. 다시 말해 배가 고파 무언가를 먹을 수 있다면, 실생활에서 죽을 정도의 비타민B 결핍증이 오기는 어렵다는 얘기다. 반면, 비타민C는 배고픔을 해결하기 위해 무언가를 먹을 수 있음에도 불구하고 비타민B와는 달리 결핍으로 죽음에 이를 수 있음을 역사의 현장이 보여주고 있다. 즉, 18세기 중세 유럽의 역사를 들여다보면, 비타민C 결핍증인 괴혈병의 역사가 흥미롭게 기록되어 있다. 일찍이 바다의 패권을 장악한 영국 해군 역사책에는 주목할만한 얘기가 나온다. 해군이 점령지를 향해 항해하던 중 함정에 타고 있던 젊은 병사들이 배에 오른 지 수개월 후에 목숨을 잃곤 했는데, 분명 배고픔을 해결할 정도의 음식을 먹게 했음에도 불구하고 죽음에 이르렀기 때문에 처음에는 그 원인을 알지 못했다. 나중에 제임스 린드(James Lind)라는 해군 군의관이 원인불명으로 죽어가는 병사들에게 우연한 계기로 확보하게 된 레몬 등의 감귤류의 과일즙을 먹게 했을 때 죽어가던 병사들이 살아나는 것을 보고 죽음의 이유가 싱싱한 과일이나 채소를 먹지 못해서라는 사실을 발견하고 실제 실험으로 확인한 바 있고 그것이 학문적으로 알려지게 되었다. 이러한 사실을 토대로 오늘날 국제 해운법은 출항 허가 조건으로 출항하는 배 안에 레몬 상자를 반드시 실어야 한다는 조항을 담고 있다. 제임스 린드의 발견은 역사가 증명해주고 있는 사실이다.

결국 비타민 B와 C는 근본적으로 다르다는 얘기인데, 왜 그러한 현상이 나타나는 것일까?

적은 양으로도 생명체에 중요한 효능을 나타내는 비타민은 생명 유지를 위해 섭취하는 음식 속에 있는 양만으로도 충분히 공급받을 수 있다. 그러한 의미에서 비타민B는 말 그대로 비타민이다. 그러나 비타민C는 모든 포유류들이 체내에서 스스로 합성하고 있고, 포유류 중 사람을 포함한 영장류와 기니피그만이 비타민C를 스스로 합성하지 못한다는 점에서 비타민 일반론에서 벗어나 있음을 알 수 있다. 따라서 적정량을 고려할 때 비타민B와 C는 같은 기준으로 정할 수 없는 것이다. 비타민B의 경우 기존의 학계에서 정한 기준으로 부족함이 없지만, 그와 똑같은 기준으로 만들어진 비타민C의 적정량 기준은 재고되어야 한다.

– 어느 정도를 먹는 것이 좋을까?

비타민C가 건강에 좋다는 것은 그리 새롭다는 느낌을 주지 않을 정도로 많은 사람이 알고 있는 내용이다. 문제는 적정량이 어느 정도인가 하는 것이다.

2000년 이전까지의 적정량 기준은 60~100㎎이었으며, 다른 비타민과 마찬가지로 이 기준은 아무런 문제없이 사용되어 왔다. 이 기준은 18세기 중반 영국 해군 군의관이었던 제임스 린드가 실험적으로 밝힌 '하루에 오렌지 두 개 정도를 먹게 하면 괴혈병으로 절대 죽지 않는다'는 사실에 근거하여 1900년대 초에 제시된 일일 복용의 적정 기준량이다. 오렌지 하나에 약 30~50mg의 비타민C가 함유되어 있다는 사실을 기준으로 정해졌음을 알 수 있다. 결국 이 적정 기준은 건강한 삶을 유지하는데 필요한 기준이 아니고, 비타민C 부족의 극단적인 형태인 괴혈병으로 죽는 것을 막는 기준이었음을 상기해야 할 것이다.

1970년대에 라이너스 폴링(Linus Carl Pauling) 박사는 비타민 C를 스스로 합성하는 동물들의 비타민C 합성량을 결정하는 실제적인 조건을 사람에게 적용하는 알고리즘을 만들어 하루 적정량에 대한 새로운 기준을 제시하였는데, 이는 기존 적정량의 거의 100배에 가깝다. 그는 삶 속에서 그 당시 '거대용량(mega-dose)'의 비타민C를 스스로 복용하면서 대중을 설득하였고, 그의 이론에 동조하는 많은 임상 의사들과 여러 종류의 임상 실험을 통해 거대용량의 비타민C는 결코 문제될만한 부작용이 없으며 종양이나 감기예방과 치료에 대단한 효과가 있음을 논문과 서적을 통해 밝혔다.

폴링 박사의 등장이 적정 용량에 대한 상향 조정에 대한 큰 압력으로 작용했음에도 불구하고, 적정량에 대한 기준은 문서적으로는 거의 암벽에 가까울 정도로 꼼짝하지 않고 있다. 그러나 분명한 것은 전 세계적으로 비타민C를 복용하는 사람들 사이에는 기존의 적정량이 거의 사문화되었다고 말할 수 있을 정도로 실제 복용량이 높아지고 있는 추세다. 즉, 미국을 중심으로 시장에 쏟아져 나온 거대용량 단위(1정 당 500mg 혹은 1,000mg)의 비타민C와 그에 대한 소비 증가는 바위처럼 꼼짝하지 않던 적정량에 눈에 띄는 변화를 가져왔다.

즉, 2000년 들어 미국 국립보건원을 중심으로 비타민C 적정 복용량에 대한 실질적인 변화가 일기 시작한 것이다. 그렇게 해서 나온 새로운 적정량이 100~200mg이고 최대 2,000mg까지는 문제가 없다는 것이다. 어쩌면 이는 미국의 대형시장마다 즐비하게 깔려있을 뿐 아니라 대량으로 소비되는 1,000mg 단위의 비타민C 알약의 위력이라 할 수 있다. 100mg 이하가 적정 복용량이라면, 왜 10배에 가까운 양의 알약이 불티나게 팔려나가고 있는 것일까?

이제 적정 복용량에 대해 학문적으로 접근해보자.

약리학적으로 어떤 약의 적정 복용량을 정하는 것은 복용 후 소변 검사를 통해 이루어진다. 즉, 투여된 물질이 원래 형태로 소변에 배설되기 시작하면 그때부터 과잉 복용에 해당한다. 따라서 적정 복용량은 소변에 배출되기 바로 전 농도로 결정된다. 비타민C의 경우 60~100mg을 투여하면 소변에 순수한 형태의 비타민C가 배출된다. 그래서 앞에서 언급한 비타민C 부족의 극단적 형태인 괴혈병으로 죽는 것을 막는 현상과 소변으로 배출되는 현상이 반영되어 현재의 적정량이 지금까지 그대로 지켜져 내려오고 있는 것이다. 그러나 비타민C의 여러 가지 특성을 고려한다면 단순히 약리학적 방법으로만 그 적정량을 정할 수는 없다.

예를 들어 수용성인 비타민B의 경우, 소변 검사 방식으로 적정량이 정해졌고 지금까지 아무런 문제없이 적용되어 왔다. 그러나 비타민C는 비타민B와 다르다. 비타민C는 사람을 포함한 영장류 외에 모든 동물이 생체 내에서 스스로 합성하는 물질이고, 사람도 본래 합성을 할 수 있었는데 밝혀지지 않은 어떤 이유로 합성 능력을 잃었음을 생각할 때 그 적정량 기준을 다른 비타민과 같이 정할 수 없는 노릇이다. 우선 가장 바람직한 것은 인간이 비타민C를 스스로 합성할 수 있었을 때의 양을 알아내는 것이지만, 현재로서는 불가능한 일이므로 차선책으로 아직도 비타민C를 스스로 합성하는 동물들을 참고할 수밖에 없다.

현재 생명활동을 위해 매일 비타민C를 생합성하는 동물이 하루에 어느 정도의 비타민C를 생합성하는지 조사해보니 동물마다 생성량이 다른데 그 범위를 살펴보니 체중 1kg당 대략

70~250㎎으로 나타났다. 이를 체중이 70㎏인 사람으로 환산하면 적게는 5,000mg에서 많게는 17,000~18,000mg임을 알 수 있다. 물론 적정 필요량을 고려할 때 사람과 동물을 똑같이 놓고 비교할 수는 없을 것이다. 그러나 현재 정해진 적정량이 살아있는 동물 생합성량의 1/100~1/200에 불과하다는 점을 감안한다면, 지나치게 적게 적정량이 정해진 것은 아닌가 하는 생각이 든다. 왜냐하면 체내에서 발휘되는 비타민C의 기능이 동물과 사람이 크게 다르다고 보기 어려울 때, 이는 적정량 증량에 대한 학문적 근거가 될 수 있기 때문이다.

더욱 흥미로운 것은 소량의 비타민C를 복용한 사람의 소변에만 비타민C가 존재하는 것이 아니고, 비타민C를 스스로 생합성하는 동물의 소변에도 꽤 많은 양의 비타민C가 존재한다는 점이다. 놀랍게도 많은 동물이 혈중 농도보다 3~5배 높은 농도로 소변에 비타민C를 배출하고 있다. 일반적으로 자기 몸에서 만든 물질은 소변을 통해 내보내지 않는 것이 '생명체의 정상적인 질서'이다. 지금까지 알려진 어떤 물질(호르몬, 사이토카인 등의 면역조절물질 등)도 자기 몸에서 생합성된 물질이 소변으로 배설되는 예는 단 한 건도 없다. 심지어는 생명활동을 위해 섭취한 포도당이나 아미노산조차 정상적으로는 소변을

통해 내보내지 않는데, 자기 생명을 위해 스스로 만든 비타민
C를 소변으로 내보내는 이유는 무엇일까?

　　더욱 흥미로운 것은 1차 소변이 만들어져 통과되는 콩팥의
상부세뇨관 점막상피 표면에 비타민C를 잡아들이는 수용체
인 SVCT-1 단백질이 많이 발현되어 있음이 밝혀졌다. 이는
무엇을 의미할까? 자체적으로 생성한 비타민C라 하더라도 어
느 정도의 양은 소변을 통해서 정상적으로 배출되고 있음이
드러나는, 확실하고도 살아있는 증거라 할 수 있다. 즉, 비타
민C가 소변으로 나갈 때는 수용체인 SVCT-1을 통해 재흡수
하여 혈중으로 되돌아가게 함으로써 배출량의 수위 조절을
하는 장치가 콩팥의 상부세뇨관에 설치되어 있음을 보여주는
것이다. 결론적으로 아무리 적은 양이라도 일단 복용을 통해
혈중으로 흡수된 비타민C는 아직 확실하게 밝혀지지 않은 비
뇨기계에 미치는 영향 혹은 기능을 위해 정상적으로 콩팥을
통해 배출되어야 한다는 것이다.
　　이에 대해서는 아직 학문적으로 밝혀진 바가 없지만, 의사
로서 필자의 생각은 소변으로 배출된 비타민C가 방광처럼 소
변이 비교적 오랫동안 고여 있을 수밖에 없는 요로를 활성산
소 등에 의한 산화적 손상으로부터 보호하고 있는 것 아닌가

하는 생각이다. 예컨대, 나이가 들어 50대 이후에는 방광 점막 손상으로 점막이 예민해져 소변보는 횟수가 많아진다. 특히 적은 양의 소변만 방광에 차도 요의를 느낄 뿐 아니라 소변을 참을 수 없는 지경에까지 이르러 잠에서 깨게 되고 수면의 질은 현저히 저하되는 것이 오늘날 남녀를 불문한 노인들의 건강 현실임을 부인할 수 없다.

과연 왜 만성적으로 방광 점막이 요의에 대해 예민해지는 것일까? 의심할 여지 없이 점막 손상에 의해 점막 밑에 숨겨져 있는 요의를 전달하는 감각신경이 드러나고 있음을 암시한다. 또한 가장 분명한 손상 원인은 활성산소 등의 산화적 손상임을 많은 연구를 통해 확인할 수 있다. 실제 필자의 직접적인 조사에 의하면 꽤 많은 양의 활성산소가 정상적인 소변으로 배출되고 있음을 알 수 있다.

결국, 당초 비타민C를 스스로 합성할 수 있었을 때의 질서, 즉 충분한 양의 대표적 항산화제인 비타민C를 소변으로 배출했을 때에는 방광 등의 요로를 산화적 손상으로부터 지킬 수 있었지만, 비타민C를 체내에서 스스로 합성하지 못하는 지금은 지나치게 적은 양의 적정량 결정으로 충분한 양의 비타민C가 소변으로 배출되지 못하기 때문에, 인간의 경우 야간 빈뇨증으로 거의 모든 노인들이 고생하기에 이르렀다고 볼 수 있다.

이러한 판단에 따르면 사람의 경우 100㎎만 복용해도 소변으로 배출된다는 사실을 적정 복용량의 기준으로 삼는 것은 바람직하지 못하다.

그렇다면 포유류에 속하는 사람도 포유류가 하루에 비타민 C를 합성하는 양의 범위 하한선 정도는 임의로 복용하는 것이 좋지 않을까? 여기서 말하는 하한선 정도란 하루에 6g, 즉 6,000㎎을 의미한다. 물론 필자는 비타민C 전공학자로서의 소신에 의해 지난 30년이 넘는 기간 동안 동물들의 1일 생합성량의 중간에 가까운 10g, 즉 10,000mg 이상을 복용해 왔음을 독자들에게 알리기 원한다.

6. 왜 비타민C 인가?

우선 비타민C에 대해 알고 있어야 할 내용이 있다. 이 물질은 다른 비타민들과 달리 포유류(이하 하등동물도 포함되지만)의 경우 거의 대부분 각기 필요한 양의 비타민C를 스스로 생합성할 수 있는데 반해, 사람을 포함하는 영장류와 특정 포유류만 스스로 생합성하지 못한다는 사실이다. 달리 말하자면 사람은 외부로부터 섭취하지 않으면 죽을 수밖에 없다는 것이다. 실제 비타민C 발견의 역사를 보면 그 증거는 더욱 뚜렷해진다. 비타민C가 들어 있는 신선한 야채를 오랜 기간 섭취할 수 없었던 선원들 다수가 항해 중에 죽었다는 데서 그 발견이 비롯되었다는 사실을 상기해보자. 그러면 쉽게 이해할 수 있다.

또 지적하고 싶은 것은 비타민C는 항산화 작용이 그 중요한 기능이라는 것이다. 아직도 많은 교과서에 이 물질의 기능이 단순히 콜라젠이라는 단백질 합성에 없어서는 안 될 물질이라고 되어 있는데, 그것은 비타민C 기능의 극히 일부분에 해당될 뿐이고 고유 기능도 아니다. 왜냐하면 항산화 기능을 나타내는 물질은 어느 물질이라도 콜라젠 합성을 도울 수 있기 때문이다. 이에 대한 반증은 비타민C가 식물에 많이 존재하는데, 식물에는 콜라젠이라는 단백질이 없다는 사실에서 쉽사리 알 수 있다.

우리 몸속에는 여러 가지의 항산화제들이 존재한다. 그 이유는 우리 몸이 에너지를 얻는 과정 가운데 탄수화물과 산소를 이용하는데, 이때 부득불 산화적 손상을 줄 수 있는 유해한 산소 관련 물질들이 나올 수밖에 없다. 이때 나오는 이 물질들을 즉시 처리해주지 않으면 우리 몸은 20~30년밖에 살수 없다는 것이 오늘날 많은 과학자들의 지적이다. 이들 유해산소 물질들을 제거하기 위해 우리 몸에서는 여러 종류의 항산화제들이 만들어진다. Superoxide dismutase(SOD), catalase, 글루타치온 등 많은 종류의 항산화제들이 만들어져 곳곳에서 산화적 손상에 대한 방어기능을 담당하고 있다.

여기에서 매우 흥미로운 사실 하나를 지적하고 싶다. 이렇게 여러 종류의 항산화제가 만들어지거나 외부에서 유입되지만 그중 특정한 하나의 항산화제의 부족으로 생명을 잃는다는 것은 매우 생각하기 힘든 일이다. 예를 들어 사람처럼 항산화제의 하나인 비타민C를 생합성하지 못하는 포유류 중에 기니피그라는 동물이 있는데, 이 동물은 겨울을 나는 동안 배춧잎이나 무잎 같은 신선한 야채를 주지 않으면 5주가 채 지나지 않아 대부분 죽고 만다. 비타민A나 E를 주어서는 그들을 살리지 못한다. 아울러 그들의 체내에서는 정상적으로 앞에 열거된 항산화제들이 만들어져서 항산화 기능을 수행하고 있음에도 불구하고 죽음에서 구원받지 못한다는 사실이다. 이 사실로부터 분명 비타민C는 다른 항산화제가 갖지 못하는 고유한 항산화 기능이 있거나 아직 많은 과학자들에게 알려지지 않은 비타민C 만의 고유한 생명 유지에 관련된 비밀 기능이 있음이 암시된다.

비타민C의 기능과 관련해 필자가 꼭 지적하고 싶은 다른 하나는 비타민C를 복용하는 목적이 반드시 이 물질이 체내로 흡수되어 세포 내에서 갖는 항산화 기능만을 강조하고 싶지 않다는 것이다. 왜냐하면 비타민C는 체내로 흡수되기에 앞서 소화기관 내에서 발휘되는 좋은 기능이 있기 때문이다. 우선 현재 많은 의학자들이 주장하는 바, 위 속에서 특정 위암의 결정적인 원인이 된다고 생각하는 헬리코박터 파이로리(Heli-cobacter pylori)균의 발암작용을 억제하는 것으로 알려져 있고 음식물에 의해 위 속에 생길 수 있는 잠재적 발암물질의 합성을 억제하기 때문이다. 또한 소장과 대장에 걸쳐서 존재하는 정상 미생물 군집에 비타민C가 영향을 미쳐 인간에게 매우 유익한 대사산물을 내는 미생물이 우세하게 군집을 이루는 것을 도와주기 때문이다.

마지막으로 비타민C의 중요성에 대해 필자가 강조하고 싶은 메시지는 비타민C는 우리의 생명과 직결되어 있는 만큼 스트레스와는 불가분의 관계에 있다는 사실이다. 즉, 스트레스는 우리의 생명을 좀먹고 있다는 사실의 반증이다. 우리가 받는 스트레스는 정신적인 것도 있지만 육체적인 것도 매우 많다. 즉 감기에 걸리면 우리 몸은 국지전이지만 전쟁 상태에 들어가는 것이다. 이때 비타민C가 현저하게 우리 몸에서 소모된다. 감기라는 육체적 스트레스에 대해 저항할 때 비타민C가 중요하게 소모되는 것이다. 뿐만 아니라 담배를 피울 때 혈중의 비타민C가 떨어지는 이유도, 흡연이 우리 몸에 육체적 스트레스로 작용하고 있다는 증거다. 긴장을 동반하는 정신적 스트레스에도 혈중 비타민C가 떨어지는 것을 보면, 이도 마찬가지로 우리 몸을 죽이고 있다고 보아야 할 것이다. 현대인과 스트레스 역시 불가분의 관계라고 볼 때 비타민C의 복용은 피할 수 없는 현대인의 운명이다.

제2부

생명의 파수꾼, 비타민C

1. 노화와 비타민C

태어나는 순간, 늙어 죽을 것을 생각하는 사람은 거의 없다. 아니, 평생 늙지 않을 것처럼 행동한다. 그러나 생물학적으로 생명이 시작되면 그 순간부터 생명의 끝을 향해 나아가게 마련이다. 모체에서 분리되는 순간이 아니라 이미 10개월 전에 생명체는 삶을 시작했고, 태어나는 순간 늙음(노화)의 과정에 진입하게 되는 것이다.

인류의 역사가 시작된 이래 수없이 많은 탄생과 죽음이 거듭되어 왔다. 모든 사람은 죽게 마련인 것이다. 치명적인 사고나 질병이 아니더라도 결국 늙어서 죽는 것이 생명체의 숙명이다. 따라서 죽음으로 향하는 늙음의 과정이 무엇인지 한 번쯤 생각해볼 필요가 있다.

모든 생명체는 제한된 기간 동안만 살게 되어있다. 즉, 수명이 있다는 말이다. 수명을 설명하기에는 인간의 삶이 복잡하기 때문에 그리 단순하지가 않다. 사는 동안 질병 없이 모든 사람이 자연사를 하면 좋은데 그렇지 못한 것은 수명에 관여하는 요소가 너무 많기 때문이다. 요즘 보면 많은 경우 사람들이 질병을 앓다 죽는다. 특히 옛날 기억을 더듬어보면 전염병으로 죽는 사람들이 많았다. 결국 수명에 관여하는 많은 요소들을 좀 더 단순화해서 병적 수명과 자연적 수명으로 나눌 필요가 있을 것 같다. 분명한 것은 병에 걸리면 빨리 죽기 때문에 병적 수명을 따로 생각해야 한다. 물론 병적 수명과 자연적 수명을 완전히 분리하는 것은 불가능하다.

학문적으로 병으로 인해 죽는 것을 막는 학문을 장수학이라 하는데 그 주역은 다름 아닌 의학이다. 좀 더 넓게 보면 오늘날 생명과학 분야가 바로 그 주역이 될 것이다. 우선 장수학의 측면에서 볼 때 수명을 결정짓는 것은 역사적으로 세 가지가 있는데 1) 마시는 물, 2) 의학의 발전, 3) 영양의 개선이다.

생명유지에 있어서 물의 중요성은 아무리 강조해도 지나침이 없다. 깨끗한 물을 얻기 위한 인간의 역사를 살펴보면 결론이 상수도의 보급으로 귀결된다. 즉, 완벽하게 균이 없는 깨끗한 물을 대량으로 공급할 수 있는 시스템의 보급은 인간의 수명을 획기적으로 늘리는데 결정적인 공헌을 했다. 과거에 얼마나 많은 어린이들이 설사병으로 죽었는가, 그리고 현재도 낙후된 아프리카 지역에서 오염된 물을 먹고 사는 삶을 매스컴을 통해 보게 되는데, 이를 통해 깨끗한 물이 수명에 미치는 영향과 그 중요성을 절감할 수 있다.

그 다음이 1940년대에 발견된 페니실린으로 상징되는 의학의 발전이 수명을 연장하는데 결코 무시할 수 없는 기여를 했다. 깨끗한 물이 보급되었다고 하더라도 전염병의 문제가 쉬이 사라지지 않았다는 것이 역사의 증언이다. 결국 전염병은 페니실린이라는 효능이 뛰어난 항생제의 개발로 많이 극복되었고 그로 인해 죽을 사람들이 많이 살아나게 되었다. 21세기에 들어선 현재는 의술이 100세 시대를 향해 쉼 없이 달려갈 정도로 눈부신 발전을 거듭하고 있다. 과거에는 속수무책으로 질병 때문에 죽었을 사람들이 발달된 의술의 도구들로 그 생명을 유지할 뿐 아니라 의미 있는 삶을 살고 있음을 많이 목격하게 된다. 신약 개발에만 국한된 것이 아니고 끊임없이 새로운 도구, 새로운 수술법 등이 다양하게 등장하고 있다. 예컨대 막힌 혈관을 인위적으로 넓혀줄 수 있는 스텐트의 개발은 혈관질환이 급증하여 희생자가 급격하게 증가할 수밖에 없는 현대 사회에서 정녕 많은 사람들의 생명을 구하고 있다. 또 우리나라처럼 간장질환이 많은 나라의 경우, 부분 간이식수술의 개발은 간경변이나 간암과 같은 치명적인 간질환으로 죽음을 목전에 둔 사람들에게는 희소식이 아닐 수 없다. 안죽을 수 있으니 말이다. 궁극적 치료책은 망가진 간장을 새로운 것으로 이식해야 하는데, 과거에는 부분 간이식수술법이 개발되지 않아 간장 전체를 이식할 수밖에 없었다(이것 자체도 어려운 수술이지만…). 결국 뇌사자로부터 간장 전체를 얻어 이식해야만 생존이 가능했다면, 현재는 부분 간이식수술이 가능하게 되어 가족으로부터 간의 일부분을 이식받을 수 있다. 얼마나 많은 사람들이 이 수술법으로 인해 생명을 되찾고 있는지 알 수 없다. 그러므로 이러한 의술의 발달은 현대인에게 수명 연장이라는 획기적인 선물을 안겨주었다고 밖에 설명할 수 없다.

세 번째로 인간 수명 연장에 더욱 중요한 영향을 준 것은 전반적인 영양의 개선이다. 아무리 의술이 개선되었다 할지라도 영양의 문제가 근본적으로 개선되지 못하면 발병하는 질병을 치료로써 전적으로 감당하기가 어렵다. 영양의 개선은 치료의 개념이 아닌 질병의 예방이라는 더 효율적인 접근에 시위를 당겼다. 특히 한국인의 경우, 과거 동물성 단백질 섭취량의 부족으로 야기된 전 국민적인 건강의 문제는 일일이 열거하기 힘들 정도로 광범위하다. 2015년의 통계를 보니 국민 1인당 1년간 동물성 단백질 섭취량의 평균이 44kg이라고 보도되었는데, 이는 전 국민이 평균적으로 매일 100g 이상의 동물성 단백질을 섭취하고 있다는 확실한 증거라 볼 수 있다. 대한민국이 육식 국가가 된 것이다. 두말 할 나위 없이 의학 역사상 동물성 단백질 섭취의 증가는 대장암 발병의 증가로 이어지는 전 세계적 추세를 감안할 때, 한국 남성이 아시아에서 대장암 발병율 1위, 전 세계 발병율 4위라는 근자의 통계는 더 확실하게 우리나라가 육식 위주의 국가로 변화하고 있다는 충분한 증거가 된다. 그 결과 전 국민적으로 체격지수가 개선되고 있다는 확실한 증거 또한 우리는 통계적으로 가지고 있다. 요즘 중고등학생의 체격지수는 과거 30년 전과는 전혀 다른, 다소 미국을 위시한 육식을 주식으로 하는 나라의 양상을 띠고 있음에 주목할 필요가 있다.

많은 사람들이 육식의 증가로 엄청나게 건강이 증진된 사실은 인지하지 못하고, 그로 인해 늘어난 질환에 대해서만 주목하기 때문에 동물성 단백질 섭취에 대해 부정적으로 생각하지만 사실은 그렇지 않다는 것을 알아야 한다.

결론적으로 동물성 단백질의 충분한 공급을 주 내용으로 하는 영양의 개선은 의술의 발달이라는 치료 개념의 획기적 개선과 맞물려 대한민국 국민의 평균수명을 70년대 60세에서 2010년대 80세로 연장하였다. 불과 40년 사이에 평균수명이 20년 늘어난 것이니 대한민국 국민들이 이룬 역사에 보기 드문 쾌거라 할 수 있을 것이다.

이렇듯 장수학의 발전으로 수명이 획기적으로 늘었음에도 불구하고 대한민국 국민들은 아직도 죽음을 향해 전진하고 있다. '깨끗한 물', '의술의 발달', '영양의 획기적 개선'이라는 장수학의 중요한 세 가지의 무기에도 불구하고 노화에 의한 죽음의 과정은 여전히 진행되고 있다는 말이다. 이때 작동되는 노화의 과정을 이름하여 자연적 노화라는 용어로 정의하고자 한다. 자연적 노화과정을 논하는 것이, 곧 학문적으로 다루어지고 있는 노화의 이야기다. 병적 노화는 의학이라는 영역에서 질병 위주로 다루어지고 있기 때문에 자칫 노화와는 상관없다고 생각하기 쉽기에 차별화해서 언급하고자 한다.

  생물체의 삶을 수명이라는 측면에서 생각해볼 때, 동물마다 수명이 다르게 나타나는 이유는 무엇일까? 예를 들어 실험동물로 많이 사용하는 쥐는 아무리 좋은 조건에서 키워도 3년 정도밖에 살지 못한다. 반면 장수의 상징인 거북은 학문적으로 밝혀지지 않았을 정도로 수명이 길다. 또한 일 년간의 유충 생활을 마친 성충 하루살이는 그 수명이 하루이다. 이러한 수명의 생물학적 면모를 볼 때, 프랑스 핵물리학자의 지적처럼 수명을 결정하는 데는 유전인자가 작용할 수밖에 없다는 생각이 든다. 상식선상에서의 이러한 추론은 많은 의학자나 생물학자에 의해 깊이 있는 학문적 사실로 밝혀지고 있다. 최근의 노화이론에서 거의 정설로 받아들여지고 있는 소위 '프로그램설(노화유전자설)'이 그 대표적이다. 인간이라는 한 개체는 난자와 정자의 만남으로 시작되는 발생의 과정이 수많은 다른 기능을 가진 계통으로 분화해 이루어진다. 그리고 학문적으로 볼 때, 그 개체가 성장하는 과정은 각각에 해당하는 유전인자의 조절 아래 질서정연하게 이루어지고 있다. 그렇다면 어느 순간부터 표현되는 늙음의 과정에도 유전인자가 관여할 수밖에 없는 것이다.

이처럼 정설에 가까운 이론에도 불구하고 노화과정에 대한 우리의 의문은 쉽사리 사라지지 않는다. 동물마다 수명이 다른 것은 노화유전자설에 전적으로 의존한다 해도 같은 동물군 내에서 나타나는 수명의 차이를 어떻게 설명할 것인가? 아프리카의 어느 종족은 평균수명이 쉰 살인가 하면, 동구의 어느 지역은 여든 살을 넘는다. 이를 보면 각 개체의 수명을 결정하는 데는 노화유전자설 외에 다른 이론도 있어야 할 것이라는 생각이 든다.

노화유전자설 외에 현재 학계에서 제기되고 있는 비유전적 노화이론에는 착오설, 교차결합설, 신경생물학적 학설, 유해산소설과 내분비설 등이 있다. 이 중에서 많은 학자들이 가장 설득력있게 보는 것은 '유해산소설(활성산소이론)'이다. 미리 분명하게 언급하지만 노화의 유전자 이론과 비유전자 이론은 결코 따로 작동하는 것일 수 없다. 서로 긴밀하게 기능적으로 연결되어 있어야만 한다. 필자의 추론으로는 유전자 이론을 구동하는 이론이 비유전자 이론이어야 할 것이다. 이른바 두 이론이 긴밀히 연결되어 노화의 과정을 완벽하게 구현하는 것이 틀림없다는 말이다.

교차결합설은 쉽게 말해 나이가 들면서 겉으로 드러나는 노화현상에 대한 설명이다. 예를 들어 젊었을 때의 싱싱하고 탄력적인 피부가 나이 들면서 탄력성을 잃고 딱딱해지는 현상을 설명하는 이론이라 할 수 있다. 또한 관절의 유연성이 사라지고 눈의 수정체에 탄력성이 줄어 원근조절이 잘 되지 않아 돋보기를 써야 하는 이유를 설명해준다. 우리 몸을 이루는 단백질 중에서 가장 많은 것이 콜라겐 단백질이다. 이러한 단백질 분자와 분자 사이에 교차결합이 생기면 단백질이 굳어지고 이로 인해 탄력성이 소실되게 된다는 것으로부터 교차결합설이 나온 것이다. 어떤 이유로 이러한 교차결합이 생기는지에 대해서는 아직 뚜렷하게 밝혀지지 않았다. 따라서 그 교차결합을 끊을 수 있는 효소를 발견한다면 노화 예방에 상당한 기여를 할 것으로 생각된다. 대부분의 비유전자 이론들이 노화의 한 단면을 살핀데 반해, 활성산소 이론은 생명현상의 근본을 살폈다는 데서 가장 강력한 설득력을 갖춘 이론이라 할 수 있다. 이 이론에 의하면 생명체가 생명 현상을 유지하기 위해서는 에너지원을 흡수하여 이를 활용해야 한다. 그런데 그 과정에서 부득이하게 유해산소(일명 발생기산소 혹은 활성산소)가 발생하고, 이것은 정상세포를 끊임없이 공격한다고 한다. 이로 인해 세포가 노화한다는 유해산소설이 최근 많은 학자에게 가장 각광을 받고 있는 노화이론이다.

　이 이론을 좀 더 구체적으로 생각해보자. 인간은 생명현상과 가장 밀접한 관계를 갖는 두 기능, 즉 먹어서 소화시키는 일과 활발하게 호흡하는 일을 통해 에너지원(힘)을 얻는다.

　먼저 먹는 일부터 살펴보자. 우리가 먹는 음식을 에너지원으로만 생각한다면 탄수화물, 단백질, 지방질로 나눌 수 있다. 그렇다면 탄수화물이란 무엇인가? 그것은 바로 탄소(C)와 수소(H)의 화합물이다. 그 안에 포함되어 있는 탄소와 수소의 수에 따라 수많은 종류의 탄수화물이 존재하지만, 결국은 탄소와 수소뿐이다. 단백질은 탄수화물에 질소(N)가 첨가되어 있을 뿐 궁극적으로는 그 조성에 큰 차이가 없다. 그러나 단백질은 근본적으로 에너지원으로서의 기능이 아니라 우리 몸을 이루는 기본 재료 역할을 한다. 물론 그밖에도 상상하기 어려울 만큼 많은 기능을 하지만, 중요한 에너지원인 탄수화물이나 지방질이 섭취되지 않으면 단백질이 결국 에너지원으로 사용되고 만다. 지방질은 궁극적으로 탄수화물과 똑같다. 다시 말해 탄소와 수소만으로 이루어져 있지만 그 수가 탄수화물에 비해 월등히 많다는 차이점이 있다. 지방질이 탄수화물에 비해 옥탄가가 높은 것이다.

결국 핵심 에너지원은 탄소와 수소인 셈이다. 구체적으로 말해 우리가 음식을 섭취하면 호흡을 통해 유입된 산소와 탄소, 수소가 결합하면서 '산화'라는 화학작용을 일으키는데 이 과정 중에 에너지(힘)가 나온다는 것이다. 그런데 탄소와 수소가 산소를 만나 결합할 때 필요불가결한 문제가 제기된다. 보통 우리가 호흡한 산소의 75%는 정상적인 산화 과정을 통해 이산화탄소(CO_2)와 물(H_2O)을 만들어내며, 이 두 물질은 인체에 전혀 무해할 뿐 아니라 항상성(恒常性) 유지를 위해 없어서는 안 될 물질들이다. 문제는 나머지 25%가 정상적인 산화 과정을 거치지 않고 불완전한 산화 등의 이유로 결국 유해산소($O-$)를 만든다는 점이다. 더욱이 이 유해산소는 매우 불안정하기 때문에 빠른 속도로 다른 물질을 산화시켜 안정된 물질로 변화하려는 성질을 갖고 있다. 따라서 유입된 산소 100개 가운데 평균적으로 25개는 살아있는 세포에 치명적인 영향을 미치는 해로운 산소로 변하게 된다. 다행스럽게도 그 25개 유해산소 가운데 20개는 우리 몸속에 존재하는 장치에 의해서 스스로 그 독성이 해결된다. 그러나 나머지 5개 정도는 계속 유해산소 형태로 남는다. 그렇게 남은 유해산소는 인체를 공격하게 되고 그로 인해 사람은 오랜 기간 늙어서 죽게 된다는 이론이다. 유해산소를 쉽게 이해하기 위해 우리 삶 속에서 소독제로 흔히 사용되는 과산화수소를 생각해보면 된다. 과산화수소는 물(H_2O)에 산소 하나를 강제로 반응시켜 놓은 것이다. 그래서 그 화학식이 H_2O_2인 것이다. 상처난 부위에 이 물질을 바르면 원래의 물을 남겨 놓고 강제로 반응시킨 산소가 기체상태로 유해산소($O-$)가 되어 떨어져 나가는데 그 모양이 거품모양이다. 즉, 과산화수소를 발랐는데 거품이 생기지 않는다면 소독은 이루어지지 않는다. 거품의 형태인 이 유해산소가 상처 속의 균을 죽임으로 소독임무가 완성되지만, 한편으로는 노출된 세포도 죽이고 있음을 이해해야 한다. 이러한 독성을 갖는 유해산소는 우리가 먹고 호흡하며 생명을 유지하는 가운데, 우리 몸속에서 아주 작은 양이지만 계속해서 생겨날 수밖에 없고 그로 인해 인간은 서서히 죽어간다는 것이 이 이론의 핵심이다.

그래서 오늘날의 과학자들은 만약 그 25%를 모두 해결하지 못하면 인간의 자연적 수명은 30년도 되기 어렵다고 한다. 그래도 20%는 몸속에서 스스로 해결되기 때문에 다행이지만, 나머지 5%는 계속해서 인간을 괴롭힌다. 사람이 생명을 유지하기 위해서는 음식물 섭취와 호흡은 필수적인 것이고, 결국 그 5% 때문에 세포가 서서히 죽어간다는 것이다. 물론 그것은 작은 양이기 때문에 1, 2년은 문제가 없다. 그러나 10년,

20년, 30년간 유해산소의 공격을 받으면 인간은 늙어 죽을 수밖에 없다. 어떤 사람은 5%의 유해산소로 암이 생길 수 있을 정도로 예민하게 반응하기도 한다. 결국 우리의 일상 삶 가운데서 발생하는 활성산소의 양을 어떻게 조절하느냐가 노화를 포함해 건강 유지에 필수라 할 수 있다.

활성산소 이론이 근거가 되는 몇 가지 예를 살펴보고 그 이론의 당위성을 살펴보고자 한다. 즉, 활성산소의 발생과 수명이 갖는 관계를 살펴볼 수 있는 삶의 예들을 들여다보자.

소식을 해야 장수한다는 옛 어른들의 말씀은 이 이론에 입각해서 볼 때 진리이고 실제 과학자들은 정확하게 그 사실이 진리임을 동물실험을 통해 밝혀냈다. 즉, 25%정도 덜 먹인 생쥐가 100%를 다 먹은 생쥐에 비해 오래 살았다는 사실과 그 학문적 배경까지 밝힌 바 있다.

더 흥미로운 삶의 예는 여성들이 남성들보다 보편적으로 수명이 길다는 것이 통계적 진리다. 여러 가지 요인이 작용하겠지만 가장 두드러진 남녀의 차이는 일상 삶 가운데 사용되는 산소의 양이라 할 수 있다. 즉, 여성의 1회 호흡량은 450cc 정도인 반면, 남성들의 1회 호흡량은 650cc 정도임은 의과대학 1학년 생리학 교재에 오래 전부터 나와 있는 사실이다. 이를 뒷받침하는 더 중요한 의학적 사실은 호흡을 통해 들어 온 산소를 운반하는 적혈구의 혈중 수치가 남녀 사이에 눈에 띄는 차이를 보이고 있다는 점이다. 남자의 평균적 단위용적 당 적혈구 수가 500만 개 정도라면, 여성의 수치는 평균 400만 개 정도임을 감안할 때, 분명 여성이 적은 양의 산소를 생명유지에 사용하고 있음에 틀림없는 증거가 된다. 한편 우리 몸의 방어를 담당하는 백혈구의 혈중 수치는 남녀 차이가 없음을 인지한다면, 남녀 수명 차이에 대한 이유를 더욱 분명히 이해하게 된다.

산소의 농도가 그 높이에 반비례하여 줄어드는 고산지대에 장수촌이 존재하는 이유도 활성산소이론과 결부시켜볼 만한 가치가 충분히 있다.

더 재미있는 것은 건강을 위해 열심히 뛰는 것이 오히려 수명을 단축시킬 수 있다는 점이다. 이에 대한 힌트는 전문 마라톤 선수들의 수명이 짧다는 사실을 포함하여 전문 운동선수들의 수명이 통계적으로 유의할 정도로 짧다는 사실에서 얻을 수 있는데, 이 또한 활성산소이론의 과학성을 분명하게 뒷받침해준다.

유해산소(활성산소)는 살아있는 세포에 치명적인 영향을 미친다. 수돗물 소독에 사용되는 염소나 소독약으로 쓰이는 과산화수소(H_2O_2)가 유해산소의 원리를 이용한 것임을 감안해볼 때, 그리고 오존(O_3)이 무서운 이유도 안정된 산소(O_2)와 유해산소($O-$)를 내기 때문임을 이해하면 이들이 살아있는 세포를 죽일 수 있는 무서운 물질임을 금세 알 수 있다. 인간이 음식을 섭취하며 살아가는 동안 이러한 물질은 필연적으로 생길 수밖에 없으므로, 우리 몸은 보이지는 않지만 계속해서 생겨나는 유해산소의 공격을 받을 수밖에 없다. 현대의 많은 의학자가 앞다투어 이 물질을 연구하는 이유는 인간의 노화 과정이 이 물질에 의해 가속화되고, 또한 암과 같은 질병이 유발되는 것은 아닌가 하는 의문 때문이다. 사실 이 유해산소는 노화의 주범이지만 인체 내에서 많은 생명현상에 자극제가 되기도 하고 발전적 파괴의 주인공 노릇을 하기 때문에 반드시 항상 나쁘게 작용한다고 생각할 이유는 없다.

그렇다면 이 유해산소를 억제시킬 수 있는 방법은 없을까? 유해산소는 다른 물질을 해롭게 하기 때문에 그 전에 그것을 막을 수 있는 어떤 물질을 먹으면 그것을 무력화 혹은 중화할 수 있다. 유해산소를 억제시킬 수 있는 물질을 총칭하여 항산화제라 한다. 그리고 항산화제 역할을 하는 대표적인 것이 비타민C이다. 비타민C가 그런 일을 할 수 있는 것이다. 비타민C

가 독성이 적고 수용성인 이유가 바로 거기에 있는 것이다. 많은 학자들이 유해산소가 갖는 강한 산화력을 제거하면 노화 과정을 어느 정도 저지할 수 있다고 말한다. 물론 정상적으로도 특정한 효소에 의해 활성산소가 제거되지만, 그것이 완벽하지 못하기 때문에 비타민C나 비타민E 같은 항산화제 복용을 권유하는 것이다.

결론적으로 오늘날 과학자들이 주장하는 노화이론은 매우 다양하지만, 아직까지 가장 설득력이 높은 것은 '활성(유해)산소이론'이다. 이것은 노화이론뿐 아니라 스포츠 의학에 이르기까지 의학의 전범위에서 다양하게 적용되고 있기 때문에 노화이론의 핵심이라고 할 수 있다.

2. 위장과 비타민C

　많은 식도락가(食道樂家)가 '먹기 위해 산다'라고 배부른 소리를 하지만, 분명 우리는 '살기 위해 먹는 것'이다. 인체의 운행 원리는 '생기(에너지)'이고, 우리는 살아있는 힘을 얻기 위해 먹고 숨을 쉰다. 아이러니한 것은 우리가 살기 위해 먹는 음식 섭취로 인해 죽을 수밖에 없는 운명에 놓여있다는 사실이다.

　우리는 왜 이런 운명에 놓인 것일까?

　먹고사는 문제를 이야기할 때 빠뜨릴 수 없는 장기가 바로 위(胃)이다. 다시 말해 소화에 관해 말할 때 흔히 거론되는 소화기관이 위라는 얘기다. 배가 아플 때 사람들은 가장 먼저 위를 떠올린다. 속이 좀 쓰려도, 소화가 잘 되지 않아도 거의 무조건적으로 위를 의심한다. 그래서 이 장기는 그 실제 기능에 비해 많은 오해를 안고 있다.

그러면 위의 기능에는 어떤 것이 있을까? 하나씩 살펴보면서 삶 속에서의 위의 중요성을 생각해보자.

위의 기능에는 여러 가지가 있는데, 인체 구조를 연구하는 필자가 볼 때, 가장 중요한 것은 '밥통'으로서의 기능이라고 생각한다. 대부분 위는 소화에 반드시 필요한 장기라고 생각하지만, 사실 위는 소화에 없어서는 안될 소위 생명과 직결된 장기는 아니다. 최근 각종 위 질환으로 많은 사람이 위 완전 절제 수술을 받기도 하는데, 수술 후 건강하게 잘 살고 있는 것이 그 증거가 된다.

현실적으로 생각할 때 밥통처럼 생긴 위가 없다면 인간은 에너지원을 섭취하기 위해 수시로 음식을 먹어야만 할 것이다. 어쩌면 음식을 몸에 지니고 다니며 먹는 일이 하루의 중요한 일과가 될지도 모른다. 그런 의미에서 위는 오랜 시간 견딜 수 있는 양의 음식을 섭취한 후 조금씩 소화시키는 일을 하는 중요한 장기이다. 밥통에서 3~4시간 머문 음식은 탄수화물, 단백질, 지방의 순서로 해서 본격적으로 소화가 이루어지는 십이지장으로 이동하게 된다. 즉, 지방이 가장 오랫동안 위 속에 남아 있는 것이다. 우리가 기름진 음식을 먹고 나면 오랫동안 공복감을 느끼지 않는 이유가 여기에 있다.

두 번째로 중요한 위의 기능은 소화 그 자체라기보다 소화되기 쉬운 상태로 음식물을 변화시키는 것이다. 위 속에는 우리가 흔히 말하는 위산이 분비되는데, 이것의 정확한 화학명은 염산이다. 그것도 아주 강한 염산이다. 만약 우리가 위 속에 있는 염산을 추출해 얼굴에 바른다면, 심한 화상을 입을 것이다. 이렇게 독성이 강한 염산이 몸속에 있으면서도 몸 자체에는 큰 손상을 주지 않고, 오히려 음식물의 소화를 돕는 것을 생각하면 조물주의 섭리가 놀랍기만 하다. 우리가 고기를 먹을 때 꼭꼭 씹지 않고 그냥 먹을 수 있는 것은 완전히 씹지 않은 고기도 위 속에 있는 강한 염산이 부드럽게 만들어줘 십이지장에서 완전한 소화가 가능해지기 때문이다.

세 번째로 중요한 위의 기능은 소독기능이다. 음식물에 묻어 들어간 대부분의 병균을 위 속의 염산이 무력화한다. 우리가 항상 멸균한 음식이나 청결하게 조리한 음식만 먹는 것은 아니다. 그럼에도 큰 탈이 나지 않는 이유는 대부분의 경우 위 속의 강한 산에 의해 병균들이 무력화되기 때문이다. 반대로 한여름에 어린이들이 찬 것을 많이 먹고 배탈이 나는 이유는, 위 속의 염산이 묽게 희석되어 소독력을 잃을 뿐 아니라 위 속의 혈관이 심하게 수축되어 병균에 대항할 수 있는 혈구세포의 공급을 충분히 해주지 못하기 때문이다.

네 번째 기능은 많은 사람이 흔히 생각하고 있는 소화와 흡수 기능이다. 단백질의 경우 펩신이라는 강력한 단백질 분해효소가 일부 단백질을 분해하지만, 단백질 모두를 소화시키는 것은 아니다. 탄수화물은 침 속의 타이알린(ptyaline)이라는 탄수화물 분해 소화효소에 의해 부분적인 소화가 이루어지고, 혈관으로 흡수 가능한 형태인 포도당 같은 단당류가 되는 것은 대부분 십이지장에서 이루어진다. 특히 알코올 같은 화학물질은 직접 위에서 대부분 흡수된다. 알코올이 들어있는 음료를 마신 후 불과 수분 만에 알코올의 약리 작용이 나타나는 것은 위에 의한 빠른 흡수 때문이다. 그밖에 잘 알려지지 않은 화학물질들이 위에서 흡수되는데, 흡수된 그 물질들은 위의 대만과 소만을 따라 거미줄처럼 연결되어 있는 정맥으로 배출되어 즉시 간문맥을 타고 간으로 이동한다.

다섯 번째로 꼽을 수 있는 것은 위의 분비 기능이다. 이것도 매우 중요한 기능으로 조물주의 섭리를 가장 실감나게 보여주는 기능이다. 그렇다면 위가 분비하는 것은 무엇일까? 주로 점액을 분비하지만 위산인 염산과 각종 소화효소도 분비한다. 위에서 분비된 점액은 위의 점막을 덮어 살갗을 검게 태울 수 있는 강한 염산의 공격이나 위벽을 녹일 수 있는 소화효소의 공격을 차단한다. 즉, 입을 통해 들어온 고기는 소화시키면서 위벽을 이루고 있는 자신의 살아있는 살점은 소화시키지 않는데 이는 기막히게 오묘한 조물주의 섭리라 할 수 있다. 이처럼 점액으로 이루어진 장벽 때문에 자체 소화가 이루어지지 않는 것이다.

하지만 이것은 우리 몸이 정상적인 상태에 놓여 있을 때의 일이다. 그토록 우호적이던 염산(위산)이나 소화효소도 우리가 스스로의 몸을 귀하게 여기지 않으면 자신에게 공격적인 태도를 보인다. 심지어 스스로를 공격해 심각한 상태에 빠뜨리기도 한다. 예를 들어 불규칙적인 식사, 공복 상태에서의 폭음, 오랜 시간의 스트레스로 인한 위산과다 등 비정상적인 상황에서는 위의 일부가 훼손되는, 즉 위염(胃炎)이나 위궤양(胃潰瘍)이 오는 것이다.

이러한 구조와 기능을 가진 위 속에서 어쩔 수 없이 나이트로스아민(뒤에 자세히 설명)이라는 발암물질이 생긴다면, 그 물질로부터의 공격을 차단하기 위해 규칙적인 음식물 섭취와 함께 비타민C를 복용해야 한다. 또한 건실한 생활을 통해 위 속의 보호 장벽을 지켜주어야 한다. 나아가서 위장에는 염산이라는 무서운 물질이 있음에도 헬리코박터 파이로리(H. pylori)라는 균이 살고 있다는 사실이 밝혀졌다. 더 중요한 것은 그 균이 위장의 건강을 망가뜨리고 있다는 점이다. 위에 염증을 일으킬 뿐 아니라 궤양의 원인이기도 하고, 심지어는 확실하게 특정 종류의 위암을 발병시키기도 한다. 불행하게도 한국인의 경우 70~90%가 이 균에 감염되어 있다고 하니, 위장병 왕국이 안 될 수가 없는 것이다.

불행 중 다행인 것은 많은 의학자들의 연구결과에 의하면, 비타민C만으로도 이 세균의 병원성을 부분적으로나마 차단할 수 있다고 하는 점이다. 굳이 항생제를 복용하지 않더라도 이 균의 병원성을 차단할 수 있으니, 비타민C 다량 복용이야말로 한국인 위장병 치료를 위한 친환경적 대책이라 이야기하지 않을 수 없다.

– 나이트로스아민과 비타민C

우리는 음식을 맛에 의해서 이것저것 먹게 되는데, 소화기관의 시작이라고 말할 수 있는 위(胃)에서는 소화 과정을 거쳐 이 음식물을 질서 정연하게 흡수한다.

소화가 되는 과정 중에서 질소를 함유하고 있는 단백질의 소화 과정을 보면, 단백질의 구성성분인 아미노산으로 분해되어야 비로소 흡수가 일어난다. 이 과정에서 아미노기($-NH_2$)를 가진 화합물이 질소화합물(NO_2 혹은 NO_3)과 결합하면 — 지금까지의 연구 결과에 의하면 — 우리 몸에서 암을 유발하는 것으로 알려진 소위 발암물질의 하나인 '나이트로스아민(nitrosamine)'이 합성된다는 사실이 밝혀졌다. 그런데 안타까운 것은 이 발암물질의 원료가 되는 두 물질(아미노화합물과 질소화합물)이 우리가 흔히 먹는 음식물 속에 다량 들어있다는 것이다.

가만히 우리의 주위를 둘러보자. 분명히 먹고사는 형편들이 눈에 띄게 좋아져서 맛있고 영양가 있는 음식을 먹으며 살고 있음에도 암환자는 점점 늘어나고 병은 점점 많아지고 있음을 느끼지 않을 수 없다. 무슨 이유일까?

최근 보건복지부에서 발표한 암 발생 관련 통계를 보면 위암이 항상 상위권에 자리 잡고 있고, 30년 전에는 5위 근처에도 전혀 들지 못했던 대장암이 상위권으로 분명하게 진입하고 있다. 그 다음으로는 폐암, 간암 등의 순서로 이야기할 수 있는데, 폐암의 경우 급격하게 나빠진 우리나라의 대기상태 때문이라고 할 수 있지만, 간암의 경우는 (그 원인으로 간염 등의 여러 가지를 생각해보아야 하겠지만) 위암과의 관계를 무시할 수는 없을 것 같다. 위(胃)에 암을 유발할 정도의 유독한 물질이 있다면 그 물질은, 즉시 간으로 가게끔 되어 있는 것이 우리 몸의 해부학적 구조이기 때문이다. 그러므로 위암과 간암의 경우를 완전히 분리해서 생각할 수 없는 것이다. 이 사실은 세계 여러 나라의 암 발생의 양상을 보아도 알 수 있다. 이를테면 위암이 적은 나라는 간암 환자도 적고, 위암이 많은 나라는 상대적으로 간암 환자도 많다.

우리나라를 포함한 동남아 국가의 식습관을 보면, 대개 양에 의존하는 식사를 하고 있음을 알 수 있다. 결국 위(胃)에서 많은 양의 나이트로스아민이 발생할 수밖에 없다는 말이다. 흥미로운 것은 이 물질은 산성이 어느 정도 강한 환경에서만 형성된다는 사실이다. 따라서 위(胃) 아래에 바로 붙어 있는 십이지장은 산성 환경이 아니기 때문에 암이 거의 발생하지 않는다. 산성 환경인 위에 음식물이 많이 들어오면 그 음식 속에는 필연적으로 많은 양의 아미노화합물과 질소화합물들을 가지고 있기 때문에 많은 양의 나이트로스아민이 생성될 수밖에 없는 것이다. 따라서 미국과 같이 질(質) 위주의 식사를 하는 선진국들에 비해 위암 환자와 간암 환자가 많은 것이다.

간암의 경우, 우리나라는 많은 사람이 간염에 걸렸거나 보균자의 상태로 있기 때문에 그 발생 빈도가 높다고 설명되지만, 더욱이 위에서 만들어진 나이트로스아민과 같은 독성의 발암물질이 직접 간(肝)으로 유입되기 때문에 더욱 간암에 걸리기 쉽다고 볼 수 있다.

분명 입에서는 매우 맛있게 먹은 음식물임에도 불구하고 소화되는 과정에서 불가피하게 스스로를 파괴하는 부산물이 생겨나는 이유는 무엇일까? 아직 그 이유에 대해서는 어떠한 유능한 학자도 답변을 할 수 없다.

이 시점에서 우리는 '살기 위해서 먹고사는 한, 피할 길 없는 이러한 체내의 재난을 어떻게 피할 것인가?' 하는 의문이 들 것이다. 가장 간단한 답변은 먹지 않으면 된다는 것이다.

그러나 거듭 이야기하거니와 먹는 일은 생명현상의 근원이 되는 일이다. 또한 먹는 즐거움을 우리의 삶 속에서 어떻게 무시하고 살 수 있겠는가? 그러나 매우 다행인 것은 우리가 음식물을 먹을 때 소화되는 과정 중에 위에서 발생하는 나이트로스아민의 생성을 비타민C가 막아줄 수 있다는 사실이다. 즉, 우리가 흔히 먹는 음식물과 함께 많은 양의 비타민C를 섞어주었을 때, 생성되는 나이트로스아민의 양이 현저하게 줄어든다는 것이다.

결론적으로 식사할 때 비타민C를 복용하라는 것이다. 식사 후 30분보다는 식사 중간에 복용하는 것이 위장 건강을 위해 가장 바람직한 복용 방법임을 거듭 강조하고 싶다.

3. 스트레스와 비타민C

현대인은 복잡다단하게 얽혀 있는 일상사로 인해 많은 스트레스를 받고 있다. 스트레스를 마치 숙명처럼 떠안고 살아간다.

스트레스를 순수 우리말로 표현하면 '속이 탄다' 혹은 '열받는다' 등이고, 좀 더 구체적으로는 '피가 마른다' 라고 할 수 있다. 이는 우리가 느끼는 그대로를 표현한 것이지만 매우 의학적이기도 하다.

필자는 스트레스를 설명할 때 바람을 예로 든다. 살살 부는 바람은 시원하여 우리를 기분 좋게 하지만, 그 강도가 점차 커지면 감당하기 힘든 재난이 된다. 일상의 작은 스트레스는 살살 부는 바람과 같아서 우리의 삶에 활력을 불어넣는다. 그러나 엄청난 스트레스가 우리 몸에 계속 가해지면 어떻게 될까? 꽤 오래 전이지만, 그 피해가 컸던 태풍 매미의 예를 들어보자. 태풍 매미가 강타하면서 부산항에 있던 여러 대의 크레인이 파손되었다. 당연한 얘기지만 태풍보다 강하게 설계된 크레인은 무너지지 않았고, 태풍보다 약하게 설계된 크레인은 무너지고 말았다. 이러한 사례를 통해 우리는 스트레스와 사람과의 관계를 쉽게 이해할 수 있다. 여기서 '태풍'은 사람에게 닥치는 '스트레스'를, '크레인'은 '사람'을 의미한다고 할 수 있는데, 위의 사례는 어떤 종류든 스트레스를 극복하려면 '에너지'가 필요함을 단적으로 보여준다.

우리 몸은 육체적·정신적으로 다가오는 스트레스의 크기를 정확하게 가늠한다. 그리고 그에 맞추어 정확한 대처를 하게 해주는데, 그 역할을 바로 자율신경계가 해준다. 그 역할이란 다름 아닌 그 태풍(스트레스)을 이길 만한 힘을 인체에게 주기 위한 종합적인 대책을 수행하는 것이다. 그래서 스트레스 크기에 맞추어 혈압을 올리고 맥박수를 증가시키며 혈당의 수치를 올리는 것이다. 그 결과, 스트레스 반응이 시작되면 몸에서 '열'이 발생하는 것이다. 그 과정을 구체적으로 살펴보자.

스트레스의 의학적 측면을 이해하려면 극단적인 스트레스 상태를 가정해볼 필요가 있다.

예를 들어 누군가가 나를 죽이려고 할 때의 극단적 공포 상태를 생각해보자. 만약 그러한 극단적 스트레스 상태에 놓이면 누구든 죽을 힘을 다해 도망치려 할 것이다. 이때 꼭 필요한 것이 에너지라는 것을 모르는 사람은 없을 것이다. 그러면 우리 몸에서 어떤 과정을 거쳐 적절하게 에너지가 공급되는지 살펴보자. 일단 부신피질에서 소위 스트레스 호르몬으로 알려진 '코티졸'이 분비된다. 이 호르몬은 빠른 속도로 혈중으로 분비되어 혈중 포도당 농도를 높인다. 아울러 부신수질에서는 아드레날린이 급속도로 분비되어 심장박동을 높여주고 혈압을 급상승시킨다. 그 결과, 온몸에 빠른 속도로 에너지원인 산소와 포도당이 공급되어 스트레스를 이길 힘을 얻게 된다. 꼭 지적해야 할 중요한 사실은 코티졸 등의 스트레스 호르몬이나 아드레날린이 모두 부신에서 생성되는데, 이들 호르몬들을 생성하는데 있어 비타민C가 없으면 안 된다는 점이다. 그래서 단일 장기로 가장 많은 양의 비타민C를 함유하고 있는 장기 중의 하나가 부신인 것이다. 그 정도가 혈중 농도의 약 200배에 달할 정도로 부신 조직에 많은 양의 비타민C가 존재한다.

위에서 지금까지 설명된 사실들은 스트레스 반응의 기본 골격이며 실제로 인체는 종합적인 반응을 보인다. 그 종합적인 반응을 주도하는 신경계를 앞에서도 잠시 언급했지만 흔히 불수의적 운동체계인 자율신경계라고 한다. 좀 쉽게 설명하면, 자율신경계란 우리 마음대로 움직일 수 없는 각종 내부 장기들 – 좀 더 의학적으로는 평활근 – 을 움직이게 하는 운동신경계를 지칭한다. 예를 들어 심장의 박동, 소화관의 운동, 혈관의 수축과 이완, 동공의 크기 조절, 땀 혹은 침의 분비나 소화액의 분비 등 우리 의지와 전혀 상관없이 자율적으로 조절되는 운동계를 의미한다.

이 운동계에는 서로 반대 기능을 하는 교감신경계와 부교감신경계가 있다. 예를 들어 심장은 우리의 의지와 상관없이 평생 운동을 하는데, 불안해질 때 즉 스트레스를 받으면 교감신경계의 자극으로 심장 운동이 저절로 빨라진다. 이것은 불안으로부터 벗어나기 위한 준비 과정이라고 할 수 있다. 불안의 원인으로부터 도망치려면 많은 양의 산소가 필요하고, 이 산소는 심장을 통해 공급되는 혈액에 의해 전달되기 때문이다. 반대로 평온한 상태에서는 부교감계의 작용에 의해 불필요하게 심장 박동이 늘어나는 것을 막는다. 또한 불안해지면 말초혈관의 평활근이 수축해 혈관 내경이 좁아지고 이로써 혈압이 높아져 혈액이 원활하게 공급되도록 해준다. 반대로 기관지 평활근은 확장되어 많은 공기가 호흡을 통해 유입될 수 있도록 호흡기도를 넓힌다. 그뿐 아니라 눈동자는 나를 불안하게 만드는 것이 무엇인가를 분명히 보기 위해 마음껏 확장된다. 또한 불필요한 체액의 분비를 줄인다는 의미로 입 속에서는 침이 마르고, 손발을 비롯한 온몸에서는 에너지 사용으로 인해 올라간 체온을 낮추기 위해 진땀이 난다. 소화기 내에서는 가급적 많은 양의 에너지원을 흡수하기 위해 소화기의 운동성을 떨어뜨린다. 즉, 음식물이 소화기관을 통과하는 속도가 늦어지는 것이다. 그 사이에 많은 에너지원이 흡수될 수 있기 때문이다.

이러한 일련의 생체 반응은 불안의 원인으로부터 도망갈 때 사용할 에너지원을 모으는 작업이라고 할 수 있다. 결국 스트레스의 문제점은 에너지를 많이 쓸 수밖에 없다는 데 있다. 에너지를 많이 쓰면 쓸수록 그만큼 발생하는 유해산소(활성산소)가 문제가 되기 때문이다. 스트레스의 더 큰 문제는 그것이 만성화될 때 나타난다. 현대인에게 가장 심각한 만성질환의 문제로 대두되는 고혈압과 고혈당이 스트레스를 받는 동안 나타날 수밖에 없는데, 그것이 만성화되는 순간 고혈압 환자나 당뇨 환자와 똑같은 혈관의 문제가 심각한 문제로 현실화되기 때문이다.

조물주는 우리의 삶이 보다 나아지도록 이처럼 교감신경계와 부교감신경계라는 정교한 장치를 인체에 장착하셨다. 그런데 현대인은 늘 무언지 모르는 불안감 속에서 하루하루를 살아가고 있다. 다시 말해 매일 교감신경이 우세하게 작동해야만 하는 삶을 살고 있는 것이다. 그것도 너무 자주 심장박동이 증가하고 있다. 이로 인해 말초혈관의 수축으로 고혈압이 야기되고, 고혈당이 지속되어 마치 고혈압 환자 혹은 당뇨 환자처럼 살아간다. 나아가 교감신경의 지배가 우세한 나머지 소화기관이 거의 막힌 거나 다름없을 정도로 운동을 멈추게 된다. 시시각각 우리를 향해 달려오는 각종 스트레스가 쉼 없이 우리를 교감신경의 지배 속으로 몰아넣고 있는 것이다. 불행하게도 이러한 교감신경의 작용을 매개해주는 아드레날린은 그 자체만으로도 심하게 면역체계를 억제하는 것으로 밝혀져 있다. 다시 말해 아드레날린이 암이나 감염에 대해 무방비 상태에 있도록 만드는 것이다.

많은 종양학자의 보고에 따르면 인체 내에서는 계속해서 백만 개의 정상세포 중 하나의 비율로 종양세포가 생겨난다고 한다. 그러나 모든 건강한 사람에게는 새롭게 생겨나는 암세포를 계속해서 죽일 수 있는 능력, 즉 종양세포 살해 능력이 있다. 결국 양쪽의 반응이 팽팽한 균형을 이루거나 혹은 종양세포 살해 능력이 우세할 때, 암에 걸리지 않고 건강하게 살 수 있는 것이다.

종양세포가 생기는 반응은 발암물질에 의해 일어나지만 반대로 종양세포가 생기는 것을 막아주는 기능은 다름 아닌 면역기관의 역할이다. 따라서 면역기능이 항진되어 있으면 발생하는 종양세포가 일정 수준 이상이 되지 못하도록 강력하게 억제할 수 있다. 그러나 면역기능이 억제되어 있으면 새롭게 생기는 종양세포에 대한 제어가 어려워져 암에 걸릴 수도 있는 것이다.

최근의 연구 결과에 따르면 커다란 스트레스 후에 암이 발병하여 사망하는 예가 많다고 한다. 따라서 면역기능을 억제하는 중요한 인자 중 하나가 '스트레스'라는 사실을 다시 한 번 강조하고 싶다.

그렇다면 어떻게 해야 스트레스에 현명하게 대처할 수 있을까?

가장 중요한 것은 스트레스의 크기를 줄이는 것이다. 삶에 여유를 가져야 한다는 얘기다. 우선 조급함을 버리고 편안한 마음을 가지려는 노력을 지속적으로 해야 한다. 현대인의 스트레스 중 가장 많은 비중을 차지하는 것이 과중한 업무로 인한 시간적·육체적 스트레스임을 감안할 때, 여유 있는 마음은 스트레스의 크기를 줄여줄 뿐 아니라 일의 능률도 올릴 수 있다는 점에서 일석이조의 효과를 나타낸다고 할 수 있겠다.

더욱 근본적인 대책은 우리를 힘들게 만들고 때로는 두렵게 하는 각종 스트레스로부터 원천적으로 자유로워지는 것이다. 대표적인 예가 언제 어디서든 우리의 삶을 맡길 수 있는 신실한 신앙을 갖는 것이다.

몇 해 전 우리나라 보건복지부에서 흥미롭게도 과거 몇 십 년 동안 사망한 사람들의 직업별 수명을 발표했다. 중요한 것은 이 통계가 어떤 학술적 목적이 아닌 우리 국민의 자연스러운 삶의 모습을 그대로 반영해주는 통계수치란 점에서 그 의미가 크다 할 것이다. 발표에 따르면 수명이 가장 긴 사람은 성직자였는데, 수만 혹은 수십만 명의 성직자가 사망한 평균 나이는 여든넷(84)이었다. 반대로 가장 수명이 짧은 사람은 언론인과 스포츠인인데, 평균 나이는 예순다섯(65)이었다. 이 통계수치를 학술적으로 활용하려면 사망 원인을 엄밀하게 분석해야 하겠지만, 여든넷과 예순다섯이라는 통계치는 분명 의미 있는 차이라고 보아야 할 것이다. 왜 성직자는 오래 사는데 언론인은 그렇지 못한 것일까? 이에 대해 학술적으로 답을 내리는 것은 쉽지 않은 일이다. 다만 한 가지 분명한 것은 언론인은 스트레스의 상징이라 할 만큼 업무로부터 많은 스트레스를 받고 있고, 성직자는 스트레스 자체도 적을 뿐더러 그것을 처리할 수 있는 든든한 배경이 있다는 점이다.

그렇다면 이것도 저것도 할 수 없는 상황일 때, 스트레스를 극복하는 길은 무엇일까? 앞서 말한 것처럼 스트레스의 문제가 지속적으로 많은 에너지가 사용되고 그로 인해 계속 증가하는 활성산소의 문제라고 할 때, 그 폐해를 줄일 수 있는 항산화 비타민제를 복용하는 것이다. 대표적인 항산화 비타민제는 비타민C다! 이것은 수용성이라 작용 시간도 빠르고 거의 부작용이 없는데, 우리 몸에서 필요로 하는 곳이면 어디든 즉시 달려가 활성산소의 독성을 중화시킨다. 비타민A, 비타민E, 베타카로틴은 지용성 항산화 비타민제로 복용량에 제한이 있지만, 분명 항산화제로서의 고유한 기능을 가지고 있기 때문에 비타민C와 같이 복용하면 더욱 큰 효과를 기대할 수 있다. 이에 대해선 뒤에 자세히 설명할 것이다.

4. 돌연사와 비타민C

    최근 들어 비교적 젊은 직장인들이 갑자기 죽는 일이 증가하고 있다. 특별히 알려진 질병이 없었는데도 갑자기 죽는 것을 '돌연사' 라고 하는데, 가장 흔한 원인으로는 심혈관질환과 뇌혈관질환을 꼽을 수 있다. 그런데 돌연사임에도 부검 시 심혈관이나 뇌혈관에 아무런 이상이 없는 많은 경우, 심장의 전도계 이상으로 사망했다고 추정하는데, 이에 관한 증거는 전혀 제시되지 못하고 있다. 중요한 것은 소위 돌연사 중 그 원인을 알 수 없는 죽음의 경우, 죽기 전 상당 기간 동안 지속적으로 크기가 제법 큰 스트레스로 인하여 고생한 경우가 많았다는 점이다. 원인을 알 수 없는 돌연사의 사인에 스트레스가 커다란 기여를 하고 있음을 암시한다. 그런데 흥미로운 것은 이렇게 상당 기간 스트레스로 고생하는 사람들의 경우, 그 혈중 비타민C 농도가 현저하게 떨어지는데, 심지어 괴혈병의 수준까지도 떨어질 수 있다는 사실이다. 실제 많은 문헌을 검토해보면, 육체적 혹은 정신적 스트레스로 인해 혈중 비타민C가 고갈된다는 연구는 적지 않게 보고되어 왔다.

그렇다면 이유를 알 수 없는 돌연사의 경우, 이를 유발할 수 있는 스트레스의 공격으로 비타민C가 지속적으로 고갈되고, 급기야 죽음의 경지까지 이를 정도로 괴혈병 상태에 이르러 사망하는 것은 아닐까 하는 의구심에 무리가 있을까? 그런데 불행한 것은 실제 극도의 비타민C 부족증인 괴혈병으로 그렇게 많은 사람들이 희생된 것을 역사가 증명하고 있음에도 그 사인이 아직도 밝혀지지 않고 있다는 사실이다.

2000년대 초, 세계적으로 권위가 있는 한 학술지가 괴혈병으로 사망에 이르는 이유를 발표한 적이 있다. 결론부터 말하자면 부신 기능의 이상으로 결국 사망한다는 것이다. 비타민C가 없으면 스트레스를 주도하는 아드레날린이나 스테로이드 호르몬이 생성될 수 없다. 이에 따라 괴혈병을 일으킬 정도로 비타민C를 공급하지 않으면, 결국 심장박동의 주 근거인 아드레날린이나 스테로이드 호르몬이 만들어지지 않고,

그 결과 급기야 혈압이 떨어지며 최종적으로 심장이 멎어 죽음에 이르게 된다는 얘기다. 그렇기 때문에 우리가 복용한 비타민C가 장기 중에서도 부신에 가장 많이 분포한다는 것은 앞에서 설명한 바 있다.

이것을 염두에 두고 스트레스를 살펴보자.

스트레스를 이기기 위해 우리 몸에서 일어나는 스트레스 반응은 아드레날린이 주도하는데, 그 아드레날린을 만드는 데는 비타민C가 꼭 필요하다. 스트레스가 크면 클수록 비타민C의 필요량은 늘어난다. 실제로 흰쥐는 스스로 많은 양의 비타민C를 매일 합성하는데 과도한 스트레스를 주었더니 그 합성량이 무려 4배나 늘었다고 한다. 이는 스트레스를 받으면 비타민C의 필요량이 폭발적으로 늘어난다는 것을 학술적으로 보여주는 실험 결과이다. 스트레스와 관련하여 사람과 관계된 연구 보고도 많이 나와 있다. 특히 특정 질환을 앓고 있는 사람이 정상인보다 혈중에 비타민C 농도가 현저하게 낮아진다는 보고는 스트레스와 비타민C의 관계를 잘 설명해주는 사례이다. 이는 질병이라는 육체적 스트레스를 이기기 위해 비타민C가 사용되고 있음을 의미한다. 나아가 어떤 종류의 질병이든 먼저 충분한 양의 비타민C가 보충되고, 이어 그 질병에 특이한 전문적 필요가 뒤따라야 함을 보여주는 단적인 예라고 할 수 있다.

커다란 스트레스로 고생하고 있는 대다수의 직장인을 생각해 보자.

스트레스로 인해 비타민C의 필요량은 크게 늘어나는데, 스트레스 때문에 입맛을 잃어 식사조차 제대로 하지 않은 채 몇 개월을 보낸다면 과도한 비타민C 부족에 빠질 수 있다. 그러면 부신의 기능은 위축되고 중요 기능 중 하나인 아드레날린의 생성이 둔화하며 서서히 혈압이 떨어지게 된다. 이러한 상황이 지속되는 과정에 또 다른 스트레스가 공격을 하면 비타민C의 수요는 더욱 늘어나게 되지만 여전히 공급은 부족하다. 이러한 악순환의 결과는 궁극적으로 혈압을 심각하게 떨어뜨리고(예를 들어 수축기 혈압이 60 이하로 떨어지면 뇌에 혈액 공급이 차단됨) 급기야 심장이 멎는 상황이 올 수 있음을 쉽게 가늠할 수 있다. 이는 엄청난 스트레스를 받던 젊은 직장인이 회사 사무실에서 숨진 채 발견되는 예가 점차 증가하는 요즘의 추세를 설명해주는 중요한 학문적 근거라 할 수 있다. 그런데 이 주장은 스트레스로 혈중 비타민C 양이 줄어들고, 그 결과 부족의 극단의 상태인 괴혈병이 유도되어 죽음에 이르게 된다는 실제 상황이 반영되지 못해 학문적 설득력을 얻지 못하고 있다. 즉, 실질적이고도 직접적인 죽음의 원인을 밝히지 못했기 때문에 아직도 많은 의과학자들에게 설득력을 얻지 못하고 있다.

이에 필자의 연구팀은 2013년 초 사람과 같이 비타민C를 체내에서 생성하지 못하는 생쥐모델을 이용하여 스트레스와 비타민C 부족과 개체의 궁극적 죽음과의 관계를 밝히기 위한 동물생체 실험을 수행하여 그 결과를 발표한 바 있다. 즉, '비타민C를 스스로 만드는 정상 생쥐'(1군), '사람처럼 비타민C를 스스로 몸에서 만들지 못하는 생쥐'(2군), '비타민C를 스스로 만들지 못하지만 음용수에 충분한 양의 비타민C를 보충하여 먹인 생쥐'(3군)로 나누어 두 가지 스트레스(하나는 묶어 두는 스트레스, 다른 하나는 찬물에 생쥐를 담그는 스트레스, 참고로 생쥐는 찬물을 매우 싫어 함)를 교대로 시간 간격을 두고 주면서 사육하여 그들의 동태를 살폈다. 그 결과, 비타민C가 체내에 충분히 공급된 1군과 3군에서는 단 한 마리도 사망한 생쥐가 없었던데 반해, 비타민C가 부족한 2군의 경우 실험 시작 후 1주일 만에 70%의 생쥐가 사망했고, 2주 이내에 실험 생쥐 모두가 사망하였다. 중요한 것은 2군의 경우 스트레스를 주지 않은 생쥐는 3

주 이전에 단 한 마리도 사망하지 않았기에 단순히 비타민C 부족만으로 생쥐들이 죽는 것이 아님을 분명히 보여주었다. 죽은 생쥐들의 부검 결과는 너무나 흥미롭게도, 비타민C가 부족한 상태에서 두 종류의 스트레스가 가해지면 심장세포들이 면역증강물질(TNF-α)을 과도하게 생성하여 그 물질 때문에 거의 자살에 가까운 과정을 거쳐 그 결과 심장의 기능이 떨어져 생쥐들이 죽음에 이르게 된다는 사실을 밝혀 세계 정상의 의학잡지에 발표하였다.

이 논문의 의미는 앞서 2000년대 초에 발표된 논문에 비해 거의 실제적인 상황이 그대로 반영되었기 때문에 비타민C 부족으로 오는 개체의 죽음이 스트레스와 밀접하게 연계되어 있음을 밝힌 것인데, 이는 사실상 괴혈병 사인에 대한 과학적 근거를 제시한 것이다.

5. 면역과 비타민C

면역기능에는 선천면역기능과 후천면역기능이 있다. 선천 면역기능은 생명이 시작되는 순간, 같이 작동되는 우리 몸의 방어체계를 의미하는데 선천적으로 타고나는 우리 몸 자체가 선천면역기능을 수행한다.

피부를 예로 들면, 피부 때문에 많은 외부의 균들이 우리 몸으로 들어오지 못한다. 37.5도의 체온도 세균이나 바이러스가 좋아하지 않는 온도이기 때문에 일종의 선천면역기능이라 할 수 있다. 심지어는 소변을 보는 현상조차도 선천면역기능에 해당된다. 언제나 균이 침범할 수 있는 요로에 소변이 항상 한 방향으로 배출됨으로써 이미 침입해 있는 균들을 씻어 낸다. 그 결과로 방광 등의 요로를 감염으로부터 보호하고 있는 것이다.

이와 같은 구조적 차원으로 몸을 방어하는 기능이 있는가 하면 대식세포와 같이 피부에 상처가 나서 손상되었을 때 침입해 들어온 세균 등의 침입자를 즉시 해결하는 세포를 통한 선천면역반응도 있다. 선천면역반응의 특징은 신속하다는 점이다. 즉, 손상된 피부를 통해 세균이 들어오면, 마치 전국 곳곳에 존재하는 파출소처럼 우리 몸 구석구석에 존재하고 있는 대식세포가 즉시 동원되어 그 침입자를 무력화시킨다. 말초 혈액 속에 있는 중호성 백혈구의 도움을 받기도 하여 24시간 이내에 침입자를 무력화시킨다. 그 결과가 고름으로 나타나기 때문에 피부의 상처 부위에 고름이 생겼다는 것은 곧 우리 몸의 선천면역기능이 온전함을 보여주는 것으로, 우리 몸이 침입자를 성공적으로 제어한 승리의 상징임을 알아야 한다. 그러나 불행하게도 균이 침범했는데 고름이 생기지 않고 빨개지며 그 부위가 점점 크게 부어오를 때가 있다. 이 경우 꽤 오랜 기간 전쟁이 지속되는데, 이때 동원되는 면역기구를 후천성 면역기구라 한다(물론, 이 경우 대개는 병원에 가서 외과의사의 도움으로 상처부위를 절개하여 인위적으로 감염원을 제거한 후 항생제 연고 등을 바름). 후천성 면역반응은 혈구세포들 중에 림프구라는 일종의 백혈구에 의해 이루어지는 면역반응을 일컫는다.

후천성 면역반응의 특징은 여러 가지가 있는데 그중 대표적인 것이 특이성이다. 특이성이라는 것은 우리 몸에 침입한 균을 비롯한 외부 물질(이를 총칭하여 항원이라 함)에 대해 반응하는 림프구가 정해져 있다는 것을 의미한다. 즉, 큰 포식세포나 중호성 백혈구는 항원이 들어오면 근처에 있는 어느 세포(큰 포식세포 혹은 중호성 백혈구)나 침입해 들어온 항원에 반응하는 데 반해 림프구는 들어온 항원과 특이적으로 반응하기로 되어 있는 림프구만이 그 항원에 반응할 수 있다. 따라서 항원과 그에 맞는 림프구가 만나는 데에 시간이 걸리게 마련이다. 실제 후천성 면역반응은 항원이 체내로 들어온 후 96시간(4일)이 지나야 비로소 작동된다. (따라서 96시간 이전에는 큰 포식세포와 중호성 백혈구로 구성된 선천성 면역기구가 방어를 담당한다.)

후천성 면역반응의 다른 특징은 기억 현상이다. 즉, 한번 체내로 들어온 항원에 대해서는 담당 림프구가 기억하고 있다가 그 항원이 다시 체내로 들어오면 첫 번째보다 훨씬 빠른 속도로, 그리고 훨씬 강한 정도의 면역 반응을 나타낸다. 그 결과 항원을 몸으로부터 제거하는 시간이 훨씬 빨라지게 된다.

후천성 면역반응의 이 원리들을 이용한 것이 바로 예방주사의 원리다. 예를 들어, 1786년 제너가 처음으로 실시한 우두주사가 바로 그것으로 천연두에 걸린 소의 혈청을 뽑아 열로 약화시킴으로 그 속에 있는 바이러스의 감염성을 없앤 후 사람에게 주사해준다. 이렇게 함으로써 혈청 속에 약화되어 있는 바이러스라는 항원에 대한 면역학적 기억 능력을 사람의 림프구에 심어주게 된다. 결국 우두 예방주사를 맞은 사람은 진짜 천연두 바이러스에 감염되었을 때 후천성 면역반응의 기억 현상에 의해 매우 빠르고 효율적인 방법으로 침입해들어온 그 바이러스를 무력화시키게 된다. 간염 예방주사, BCG 주사(결핵 예방주사) 등 수없이 많은 예방주사의 원리는 곧 이 후천성 면역반응의 기억 현상을 이용한 것이다. 이 기억력은 침입해 들어온 항원의 종류에 따라 달라질 수 있지만 대개 평생 동안 유지된다. 즉, 몇십 년 이상 유지되기도 한다. 그 결과 1989년 세계보건기구는 지구상에서 천연두가 사라졌다고 보고하기에 이르렀는데 바로 면역학이라는 학문이 이룬 과학의 쾌거라 할 수 있다.

이러한 특성을 갖는 후천성 면역기능은 면역반응을 주도하는 세포의 종류에 따라 두 종류의 림프구로 나뉜다. 항체를 분비하여 그 항체로 하여금 침입해 들어온 균(항원)을 제거하는 B림프구가 있는가 하면, 림프구 스스로가 나서서 균(항원)을 제거하는 T림프구가 있다.

항체는 혈액을 타고 온몸으로 갈 수 있기 때문에 결국 혈액이 닿을 수 있는 곳에 항원이 존재할 경우, B림프구가 주도하는 면역반응이 방어 기능을 나타내게 된다. 하지만 혈액이 닿을 수 없는 곳에 항원이 존재할 때, 예컨대 결핵균의 경우 감염이 되면 즉시 세포 속으로 들어가기 때문에 항체가 그 균을 무력화할 수가 없다. 결국 그 균에 감염된 세포를(비록 자기세포라고 할지라도) 죽여야 그 속에 있는 균을 죽일 수 있다. 따라서 T림프구가 나서서 결핵균에 감염된 세포를 죽인다. 바이러스에 감염된 경우도 마찬가지로 T림프구가 직접 나서서 감염된 세포를 죽임으로써 침입한 바이러스를 제어한다.

실제로 우리 삶 속에서 인간은 눈에 보이지 않는 많은 미생물들과 대치하고 있다. 그들은 언제든 우리 몸으로 침입해 들어올 수 있지만 실제 그때마다 감기와 같은 감염병에 걸려 고생하지는 않는다. 그것은 우리가 정상적인 건강 상태를 유지하고 있다면 우리도 모르는 사이에 궁극적으로 우리를 보호하고 있는 이러한 후천성 면역체계가 지키고 있기 때문에 가능한 것이다.

양자의 면역체계는 각기 따로 독립적인 역할을 하는 듯 보이지만, 그렇지가 않다. 면밀하게 서로 협조하고 있음을 면역학자들은 밝히고 있다. 즉, 빠른 반응을 보이는 선천성 면역체계가 방어를 위해 그 기능을 수행함과 동시에 그 정보를 후천성 면역체계에 전달하고 있음을 알아냈는데 그 역할을 하는 세포를 이름하여 수지상세포라 한다. 수지상세포는 몸속에 들어온 항원을 처리함과 동시에 항원에 대한 정보를 후천성 면역체계에 전달함으로써 빠르고 효율적으로 항원을 처리할 수 있는 길을 열어준다. 조물주 하나님께서 생명체의 방어를 위해 만들어놓으신 질서는 밝히면 밝힐수록 오묘하기만 하다.

– 어떻게 하면 면역력을 강화할 수 있을까?

바야흐로 우리는 면역력이 중요한 시대를 살고 있다. 앞의 글에서 면역이란 무엇인가에 대해서 이미 설명했으므로 면역체계에 대해 다시 언급하지 않겠지만, 우리 몸의 방어체계에는 두 체계가 있다. 선천적 면역체계와 후천적 면역체계가 그것인데, 면역력 강화에 대한 얘기가 나올 때는 그중에서도 후천적 면역체계에 대한 이야기라고 해야 옳을 것이다.

예컨대, 2015년 여름, 나라를 거의 혼란의 지경으로 몰아넣었던 중동호흡기증후군(MERS)의 경우, 희생자(36명) 중 실제 건강한 사람은 단 한 명도 없었다고 해도 과언이 아닐 정도로 말기 암환자나 뇌졸중으로 임종을 앞둔 분들만 사망했다. 질병이 없는 분으로는 서너 명의 60대 이상의 희생자가 있었을 뿐이다. 면밀히 살펴보면 수없이 많은 사람이 이 질병의 유발 바이러스인 변종 코로나바이러스에 접촉되었음에도 극히 일부(168명)에서만 이 질병에 이환되었음을 알 수 있다. 이 질병에 걸린 분 중에서도 면역력이 온전한 사람은 치사율이 거의 낮다는 사실을 알 수 있다. 다른 한편으로는 고령과 치명적 질환의 근본적 문제가 극도의 면역력 저하라는 사실을 보여준 셈이다.

그렇다면 치명적 질환에 이환되지 않은 소위 건강한 사람들에게서 면역력 약화란 어떤 의미가 있는 것일까? 즉, 중동호흡기증후군으로 희생되지는 않았지만, 이 질병에 걸린 분들은 왜 걸리게 된 것일까? 표면적인 이유로는 결국 면역력 저하라고 이구동성으로 이야기하지만, 실제 면역력 저하의 현실은 무엇일까?

면역학을 전공한 필자의 견해에 의하면, 결국 어떤 질병이든 평상시에 면역력을 지키는 것이 가장 확실한 대책이라는 이야기가 된다. 감기에 걸리는 분들을 살펴보면 대개 극단적인 스트레스 하에서 오래 지냈거나 극도의 과로한 상태 혹은 추위에 오래 노출된 경우에 걸리게 되는데, 평상시의 건강 상태를 유지했던 분은 대개 콧물 혹은 목이 따끔거리는 정도로 끝이 났던 기억을 더듬어볼 수 있다. 즉, 비록 감기 바이러스에 노출되어 초기 증상까지 가더라도 평상시에 면역력을 키워 놓고 있었던 분들은 대개 큰 고생하지 않고 감기를 극복한다는 말이다. 더욱 학문적으로 중요한 것은 평상시 면역력은 어떤 변종에 대해서도 적절한 대응을 시의적절하게 할 수 있다는 점이 강점이라 할 수 있다.

필자의 오랜 경험으로 미루어볼 때 면역력을 떨어뜨리는 가장 중요한 이유는 극도의 스트레스라는 생각을 해본다. 스트레스를 주도하는 스트레스 호르몬 자체가 면역 기능을 떨어뜨린다는 연구는 이미 많이 보고되어 있을 뿐 아니라, 스트레스를 이기기 위해 과도하게 사용된 에너지 창출 시, 부수적으로 발생하는 증가된 활성산소는 면역기능을 현저하게 저하시키기 때문이다. 따라서 평상시 힘들더라도 여유 있는 삶의 태도를 견지하고 적극적이고 긍정적인 삶의 태도를 유지해야 하며, 하나님을 향한 온전한 신앙이 현대인에게 더욱 중요하게 요구되어지는 이유가 될 것이다. 새로울 것이 없는 흔한 이야기 같지만 현대인에게 정말 중요한 삶의 지혜라고 여겨진다.

그다음에 빼 놓을 수 없는 대책으로 비타민C를 포함하는 항산화제를 꾸준하게 항상 복용하는 것이다. 비타민C는 증가된 활성산소를 가장 효율적으로 제어해줄 수 있는 하나님의 선물이다. 이를 통해서 직간접적으로 면역기능을 항진시킬 수 있다. 최근 생체실험을 통해서 이와 같은 비타민C의 효능을 입증한 바 있다.

필자에게는 비타민C 생체실험을 할 수 있는 대단히 중요한 동물모델이 있다. 즉, 사람처럼 스스로 몸에서 비타민C를 만들지 못하도록 유전자 조작을 한 생쥐 모델이다. 이 생쥐들은 따로 비타민C를 챙겨 먹이지 않으면, 대개 8주 이내에 모두 사망한다. 이들을 가지고 인플루엔자바이러스 감염 실험을 해보니 정상 생쥐는 감염을 시켜도 한 마리도 죽지 않는데, 비타민C를 합성하지 못하는 생쥐들은 감염 후 일주일 이내에 모두 죽는 것을 관찰했다. 또 그 생쥐들에게 적정한 양의 비타민C를 투여해주니 한 마리도 죽지 않는 것 또한 관찰하여 비타민C의 독감에 대한 치료 및 예방 효과를 확인한 바 있다. 아울러 그 기전이 감염을 막을 수 있는 중요한 면역물질의 생산에 비타민C가 깊이 관여함도 밝힌 바 있다. 비타민C를 한 끼도 빠지지 않고 다량 복용해 온 필자가 지난 30년 넘는 세월 동안 감기 없이 산 이유를 과학은 분명하게 설명해주고 있는 것이다.

그 다음으로는 균형 잡힌 영양의 공급이 정상적 면역기능 유지에 없어서는 안 될 요소다. 특히 양질의 단백질 공급은 면역기능 항진에 빠질 수 없는 요소라는 점을 강조하고 싶다. 면역기능에 사용되는 각종 무기(항체, 인터루킨, 각종 사이토카인 등)가 모두 단백질로 이루어져 있기 때문이다. 최근 마치 적당한 육류의 섭취조차 성인병의 원인인 듯 육류 섭취는 건강의 적이라는 국민적 오도는 참으로 우려되는 바가 크다. 특히 면역기능이 떨어질 수밖에 없는 노인군에 있어서 양질의 단백질 섭취는 평상시 면역 강화라는 중차대한 건강지킴 수칙에서 놓칠 수 없는 덕목임을 새삼 강조하지 않을 수 없다.

6. 운동과 비타민C

운동이 건강에 미치는 긍정적인 효과에 대해서는 전문가, 비전문가를 막론하고 누구나 한마디씩 할 수 있을 정도로 널리 알려진 사실이다.

대다수 사람들이 운동을 하면 건강에 매우 유익하다고 말하지만, 구체적으로 어떤 점이 좋으냐고 물으면 대개 우물쭈물하고 만다. 운동의 궁극적 기대 효과를 거창하게 말한다면 극한 상황에서의 생존 가능성 확장이라고 할 수 있다. 예를 들어 평소에 적극적인 운동으로 몸을 단련해 놓은 사람과 그렇지 못한 사람에게 똑같이 극한의 어려움이 닥쳤다고 해보자. 이때 황급히 달아나야 한다면 두 사람의 차이는 그 어려움을 탈

피할 수 있는 신체적 능력에서 나타나게 된다. 심한 경우, 사느냐 죽느냐 하는 궁극적인 문제에까지 이를 수 있다.

몸의 기능면에서 볼 때, 운동으로 몸이 단련된 사람은 그렇지 못한 사람에 비해 생존력(vital capacity)이 강하다고 할 수 있다. 즉, 심장의 기능이 뛰어나 심한 운동을 해도 그에 상응하는 충분한 양의 혈액을 근육에 공급해줄 수 있는 것이다. 그뿐 아니라 폐활량도 월등히 높아 격렬한 운동을 할 때 요구되는 충분한 양의 산소를 공급해줄 능력도 갖추고 있다. 반대로 평소에 전혀 운동을 하지 않고 거의 기초대사량 정도로만 사는 사람은 심장과 폐의 기능이 치명적으로 위축되어 극한 상황이 닥치면 죽음으로부터 자신을 지키기가 어렵다.

그밖에도 운동에는 다른 많은 효능이 있다. 예컨대 운동을 하면 격렬성의 크기에 따라 다소 양의 차이는 있겠지만 대부분의 경우 땀을 흘린다. 우선 심리적으로 운동을 통해 흘리는 땀이 주는 상쾌함은 경험해 본 사람이면 누구나 그 가치에 수긍할 것이라 본다. 이렇게 운동은 우리의 마음을 기쁘게 해준다. 이를 다른 측면으로 보면 스트레스를 해소시켜준다고 볼 수도 있다. 생리적으로 땀은 뜨거워진 몸을 식히는 물리적 현상이다. 인체가 땀이 날 정도로 뜨거워지면 우리 몸의 가장 말단에 있는 작은 혈관까지도 확장되어 몸의 구석구석에까지 혈액이 공급된다. 그래야만 피부를 통해 대기로 열을 발산할 수 있기 때문이다. 이처럼 운동을 하면 열 발산을 위한 원활한 혈액순환을 통해 결과적으로 각종 혈구 세포가 몸 구석구석에까지 공급되어 우리 몸을 지켜줄 뿐 아니라, 구석구석에서 대사의 결과로 생성되어 우리 몸을 피곤하게 만드는 각종 노폐물을 남김없이 제거할 수 있다. 적절한 운동으로 땀을 흘리고 나면 기분이 상쾌해지고 건강하게 지낼 수 있는 이유가 바로 여기에 있는 것이다. 분명 운동은 우리의 건강을 위해 필요불가결하다는 생각이 든다.

몇 해 전까지만 해도 운동은 어느 정도 땀을 흘릴 수 있는 정도로 적당한 시간 이상 해야만 효과가 있다는 주장이 대세였다. 땀을 흘릴 정도의 운동이란 다름 아닌 유산소운동을 말한다.

그러면 최근의 연구 동향을 살펴보면서 건강을 위해 가장 바람직한 운동은 무엇인지 살펴보자.

몇 달 전, 국내 한 스포츠의학 연구소에서 매우 흥미로운 실험 결과를 발표했다. 유산소운동을 하는 사람들을 대상으로 운동 전후에 비타민C와 비타민E를 섭취하도록 한 그룹과 그렇지 않은 그룹으로 나눠 그 결과를 관찰한 것이다. 수 주일 동안 실험한 결과, 비타민을 섭취한 그룹은 그렇지 않은 그룹에 비해 말초혈액 중 자연살해세포(natural killer cells)의 기능이 항진되는 것이 관찰되었다. 다시 말해 비타민을 섭취하지 않은 그룹의 면역기능이 감소한 것이다.

왜 이런 결과가 나온 것일까? 운동을 할 때 증가된 에너지 요구에 맞춰 에너지를 생산 및 소모하다 보면 부수적으로 보다 많은 유해산소(활성산소)가 발생할 수밖에 없다. 이것이 오랜 기간 지속되면 운동으로 얻는 것보다 잃는 것이 더 많아질 수 있는 것이다.

1964년 동경올림픽에 참가한 단거리 육상선수 중 현재까지 살아있는 사람이 거의 없다는 사실은 유해산소의 영향을 보여주는 대표적인 사례다. 파리를 대상으로 한 실험도 흥미로운 결과를 보여준다. 파리의 날개를 떼어내 운동을 제한한 파리와 계속해서 날아다니게 해 운동을 극대화한 파리를 비교했더니, 날개가 없는 파리가 1.5배 이상의 수명을 누렸다고 한다.

몇 해 전 보도된 자료에 따르면, 우리나라 사람의 직업별 수명 중 가장 짧은 직종은 스포츠인과 언론인이라는 보도가 있었다. 이는 지난 50여 년간 우리나라 국민들에게 나타난 사실을 통계화한 자연스런 현상이란 점을 감안할 때 운동독(運動毒)에 대해 재고할 필요가 있음을 시사한다. 운동독이란 우리가 생존을 위해 사용한 산소의 일부가 불가피하게 독성이 강한 산소, 즉 유해산소가 되어 우리를 공격한다는 것을 의미한다. 이는 유해산소가 우리 몸에 산화적 손상을 주기 때문에 인간이 죽어간다는 매우 의미 있는 이론이다.

이 이론에 따르면 우리가 평소에 비타민C 같은 항산화제를 복용해야 수명을 조금이라도 연장할 수 있다는 얘기가 된다.

운동을 많이 하는 사람의 경우 더욱 비타민C 등의 항산화제를 복용해야 하는데, 특히 운동 직전에 복용하는 것이 효과가 크다. 운동독을 막기 위해 섭취한 비타민C가 운동독만 막아주는 것이 아니라 앞서 설명한 다른 건강까지 챙겨주니, 운동해서 건강해지고 비타민C 복용해서 더욱 건강해지는 양수겸장(兩手兼將)이 아닌가?

– 유산소운동과 비타민C

과식으로 인한 비만은 현대인이 풀어야 할 숙명적 과제라는 현실을 돌아볼 때 운동의 중요성은 아무리 강조해도 지나치지 않을 것이다. 특히 최근 들어 엄청나게 늘고 있는 동맥경화성 질환 환자들을 보더라도 운동의 중요성은 결코 간과할 수 없다는 생각이다.

주의를 기울일 것은, 과거에는 동맥경화성 질환 즉 뇌졸중, 심근경색증(증상으로는 협심증으로 알려져 있음), 혈관성 망막질환, 혈관성 신장질환 등으로 병원을 찾는 사람이 60대 이후였다면 최근에는 40대 이상이 주류를 이루고 있고 30대도 심심찮게 병원을 찾고 있다는 점일 것이다.

지금까지의 전문가들의 조언을 종합해보면, 이론의 여지없이 유산소운동을 통해서 적정 체중을 유지하고 체내의 에너지 대사과정을 활성화해주는 것만이 이러한 동맥경화성 질환을 막는 가장 중요한 경로임을 누구도 부인할 수 없을 것이다. 실제 저녁에 한강변에 나가 보면 정말 많은 분들이 건강을 위해 나름대로 각자의 방식에 따라 열심히 운동하고 있음을 아주 쉽게 목격할 수 있다. 뿐만 아니라 여기저기 존재하는 헬스센터에서도 이른 아침부터 많은 사람이 열심히 체력단련하는 것을 볼 수 있다. 바람직한 일이 아닐 수 없다.

주목할 것은 적절한 운동을 통해 소위 건강전문가들이 말하는 적정체중을 유지하고 있음에도 불구하고, 소위 동맥경화성 질환으로 진단을 받았지만, 잘 발달된 의술의 도움으로 겨우 목숨을 건지는 경우가 종종 관찰된다는 사실이다. 즉, 동맥경화성 질환으로 의술의 도움을 받는 현상은 비만으로 인해 체중감량이 절체절명의 과제인 사람에게만 해당되는 것이 아니라는 점이다. 충분한 운동을 하고 있는 사람에게도 종종 올 수 있다. 반대로 운동을 전혀 하지 않아 건강을 위한 적정체중을 유지하지 못하고 있는 모든 사람이 다 동맥경화성 질환을 앓고 있지는 않다는 점이다. 분명 양쪽의 인자 사이에 절충점이 있어야 함을 암시한다고 할 수 있다. 우선 양쪽이라 일컬어진 두 인자 중 비만인자를 생각해볼 필요가 있겠다.

왜 비만해지면 동맥경화성 질환에 걸리기 쉬워지는 것일까? 동맥경화성 질환을 유도하는데 관여하는 인자들 중 지질이 관여되고 비만으로 인해 증가된 에너지 소모에 따른 활성산소 생성의 증가가 단적으로 그 원인이라고 할 수 있다. 구체적으로는 비만한 사람에게는 보통 동맥경화의 주범이라 일컫는 나쁜 콜레스테롤인 LDL의 구성 비율이 높고, 중성지방 또한 흔히 높기 때문에 동맥경화의 높은 위험성에 노출된다고 이야기할 수 있다. 설상가상으로 동맥 내피에 손상을 주는 것으로 잘 알려진 활성산소 역시 비만한 사람이 적정체중을 유지한 사람보다 많이 발생할 수밖에 없으니, 비만한 사람에게 동맥경화성 질환이 보다 흔할 수밖에 없는 것이다.

이번에는 그 반대 인자인 운동인자에 대해 살펴보자.

현대인의 건강을 이야기할 때 빼놓을 수 없는 유산소운동은 과연 건강을 위한 전가(傳家)의 보도(寶刀)라고만 할 수 있을까? 이미 많은 스포츠 건강전문가들의 연구결과에 의해 밝혀진 바대로, 유산소 운동량이 많아지면 필연적으로 산소 소모량이 늘어나고 역시 필연적으로 동반되는 활성산소의 양도 증가된다는 사실은 더 이상 과학적 논쟁이 필요하지 않을 만큼 잘 알려진 이야기다. 평생을 스포츠인으로 산 분들의 수명이 다른 직종에 비해 짧다는 사실이나, 과격한 운동은 심한 면역력 저하를 가져온다는 과학적 보고들은 바로 격한 운동 시 그 발생이 폭발적으로 늘어나는 활성산소 때문이라는 점을 주목해야 할 것이다. 인간을 위시한 생명체들은 생명을 위해서 산소를 쓸 수밖에 없다. 지극히 정상적인 상황에서 생명을 위해 사용된 산소의 약 5%가 활성산소로 바뀌어 우리 몸을 공격하는 것이다. 당연히 운동을 위해 산소를 많이 쓰면 활성산소 발생이 늘어난다는 점이 바로 앞에서 열거한 운동 후의 문제점이 발생하는 학문적 근거가 되는 셈이다.

조금 폭넓게 상황을 고려해보면 운동을 열심히 해서 적정체중을 유지하면, 동맥경화성 질환과 관련이 깊은 지질의 문제는 약화시킬 수 있을 것이다. 그러나 늘어난 운동량에 비례해 발생이 늘어난 활성산소에 의해 혈관 내피 공격이 늘어난다고 할 때 동맥경화성 질환의 발생에 미치는 종합적 효과는 어떨까? 이론적으로만 생각해보면 운동을 열심히 한 사람들이 비만한 사람들에 비해 동맥경화성 질환이 발병할 가능성이 훨씬 낮을 것으로 보이지만 여전히 그 가능성은 남아 있다. 그렇다면 대책은 무엇인가? 운동하면서 발생이 늘어난 활성산소에 대한 적극적 대처가 그 답이 될 것이다.

결국 비타민C를 대표로 하는 항산화 비타민을 적극 복용해야 한다는 이야기다. 자기의 생명을 위해서 스스로 비타민C를 다량으로 생합성하는 생쥐에게 과도한 운동을 시켰을 때 스스로 합성하는 비타민C의 양이 평소의 2~3배로 늘어나는 것만 보아도 분명 활발한 운동 시에는 반드시 항산화 비타민제를 적극적으로 복용해야 자기의 몸을 정상 상태로 지킬 수 있는 것이다.

지금까지의 이야기들을 제대로 이해했다면, 이제부터는 유산소운동 전에 항산화제의 대표인 비타민C를 복용해야 한다는 사실을 절대 잊어서는 안될 것이다. 여기서 한 가지 더 주목할 것은 유산소운동을 하는 시간대에 관한 것이다. 여기에는 비타민C를 복용하였을 때 시간이 경과함에 따라 어떠한 흡수 행태를 보이는가에 대한 전문적 지식이 원용되어야 한다. 누누이 지적한 바와 같이 비타민C는 충분한 양을 반드시 식사와 함께 복용해야 한다. 이렇게 식사와 함께 복용했을 때 복용 후 3시간이면 혈중치가 절정에 이르게 되고 또 다시 3시간이 지나면 복용 전의 수준으로 혈중농도가 떨어진다. 그래서 비타민C는 최소한 6시간 간격(매 식사마다, 하루 세 번)으로 복용해야 한다는 의학적 전문성이 제시된 것이다.

이 사실을 안다고 하면 운동은 언제 하는 것이 좋을까? 격렬한 운동으로 과도하게 발생된 활성산소가 혈중으로 막 유입되고 있을 때 혈중에 절정의 비타민C가 존재한다면 가장 바람직할 것이다. 그런 측면에서 새벽에 이루어지는 유산소운동을 생각해보자. 새벽시간에는 혈중에 남아 있는 비타민C가 바닥상태다. 비타민C 뿐 아니라 어제 저녁 섭취한 음식을 통해 들어온 각종 항산화 물질들도 바닥을 치는 시간이다. 비타민C 등의 항산화물질이 혈중에 거의 존재하지 않는 시간에 매일 극도의 활성산소가 발생하는 유산소운동을 반복한다고 할 때 어떤 일이 만성적으로 벌어질지는 명약관화한 일이다. 20년 이상을 새벽마다 수영, 조깅, 자전거 타기 등의 운동을 통해서 철인 3종 선수가 되어 있던 친구가 다수의 관상동맥 가지가 90% 이상 막혀 거의 죽음 직전에 필자의 도움으로 서울대병원에서 구사일생한 이야기는 결코 우연한 것이 아니다. 반대로 거의 같은 정도의 운동을 30년 가까이 식사 후 3시간 정도 지난 저녁에 집중적으로 한 필자의 관상동맥 상태가 20대와 큰 차이가 없다는 검진 결과가 의미하는 바를 독자들은 확실하게 감지했을 줄 믿는다.

결론적으로 유산소운동은 새벽시간, 좀 더 구체적으로는 아침 식사와 함께 비타민C를 섭취하기 전 시간에 하는 것을 절대 금한다는 뜻이다. 하루 중 언제이든 식사 후 3시간이 지난 즈음에 유산소운동을 하는 것이 장기적으로 볼 때 치명적 혈관 질환으로 희생당하지 않고 오히려 운동이 주는 최대의 건강 축복을 받게 되는 길임을 결코 잊어서는 안 될 것이다.

7. 방귀와 비타민C

30여 년 전, 내가 처음으로 비타민C를 복용하기 시작했을 때 나타났던 현상 중 특히 기억에 남는 것은 가스(?)가 자주 배출되어 곤혹스러웠던 일이다. 사실 비타민C를 계속 복용하고 있는 지금도 다소 줄어들기는 했지만 그런 현상은 여전하다.

당시 나는 거의 매주 고속버스를 이용해 서울과 진주를 오갔는데, 버스로 5시간이나 걸리는 먼 길이었다. 중간에 한두 번 휴게소에 들러도 계속해서 나오는 가스 때문에 보통 곤혹스러운 게 아니었다. 제한된 공간에서 가스를 발사하면 옆에 있는 사람에게 그 냄새가 탐지될 터인데 얼마나 창피한 노릇인가? 어쨌든 나는 고속버스를 이용할 수밖에 없는 처지라 할 수 없이 과감하게 발사를 시도했다. 비타민C를 복용하면 가스에 냄새가 거의 없다는 것을 알고 있었기 때문에 그런 모험을 감행한 것이다. 소리만 나지 않는다면 옆의 승객조차 눈치채지 못할 것이라는 생각으로 감행한 모험의 결과는 대성공이었다. 곁눈질로 옆자리의 승객을 힐끗 쳐다보았지만, 가스누출의 사실을 전혀 감지하지 못한 듯했다. 소리만 주의하면 달리는 고속버스 안에서도 얼마든지 가스를 발사할 수 있게 된 것이다.

비행기를 타고 미국이라도 갈라치면 이러한 상황은 더욱 심각해진다. 왜냐하면 비행기는 중간에 휴게소에 들르지 않기 때문이다. 초기에는 가스를 배출하기 위해 열 번도 넘게 화장실을 들락거렸지만, 요즘에는 전혀 개의치 않고 그 자리에서 배출한다.

필자가 시카고 의대에서 2년간 공부할 무렵의 은사인 김윤범 교수는 미생물학과 면역학 분야의 상당한 권위자였다. 어느 날 그와 함께 자동차를 타게 된 나는 가스를 배출한 다음 냄새가 나는지 확인해보라고 말했다. 그는 우리가 흔히 경험하는 가스 냄새는 감지되지 않는다고 했다. 김 교수는 즉각 그 기이한 현상에 대해 학문적 견해를 피력했다. 배출된 가스에 냄새가 없다면 분명 대변 냄새도 없거나 적어야 할 것이라고 했다. 실제로 나뿐 아니라 비타민C를 다량 복용하는 주위의 친구들에게 종종 듣게 되는 이야기 중 하나가 아침에 대변을 보고 났을 때 지독한 냄새가 나지 않는다는 것이다. 평생을 미생물학 분야에 몸담아 온 김 교수는 그것이 사실이라면 분명 비타민C의 다량 복용은 사람의 대장(大腸) 속에 존재하는 정상 미생물군집(normal flora)에 변화를 가져오는 것이 틀림없다는 지적을 했다.

인체 내에서도 특히 대장 속에는 엄청나게 많은 수의 균이 살고 있다. 우리 몸을 구성하는 세포의 수는 수백조 개에 이르지만, 대장 속에 살고 있는 균의 수는 그것의 10배 가까이 되는 수천조 개에 이른다고 한다. 어느 유명한 미생물학자는 "우리는 균의 바다에 살고 있다"라고 지적하기도 했다. 그중에는 유산균(lactobacilli)처럼 우리 몸을 이롭게 하는 균이 있는가 하면 나쁜 냄새가 그 결과로 남는 부패균도 있다. 나는 이에 대한 실험적 근거가 필요하다는 생각에 약식실험을 했고, 이를 통해 비타민C 복용으로 대변의 냄새가 사라지는 이유를 알게 되었다. 비타민C의 복용량에 따라 군을 정한 다음, 각 군으로부터 대변을 받아 배양해 잘 자라는 균들을 동정해본 것이다. 그 결과 하루에 10g 이상 복용하는 사람은 부패균이 전체의 1%에 불과했고, 6g 정도 복용하는 사람은 5%, 3g을 복용하는 사람은 그 비율이 20%로 나타났다. 흥미로운 것은 평소에 채소나 과일을 많이 먹고 따로 비타민C를 복용하지 않는 사람의 대변을 배양했더니 부패균이 60~70%에 이르렀고 악취도 심했다는 점이다.

대변 냄새로 건강을 살피는 민간요법이 과학적으로 밝혀진 셈이다. 특히 부패균과 대장암의 발병이 무관하지 않다는 것을 고려할 때, 충분한 양의 비타민C 복용은 매우 중요한 건강 수칙이라 할 수 있다. 앞에서도 언급한 바 있지만 소장에서의 비타민C 흡수가 제한적이기 때문에 꽤 많은 양의 비타민C가 흡수되지 않은 채 대장까지 오고, 그 결과 이러한 효과를 볼 수 있음을 고려하면 비타민C 만의 독특한 효능을 이해할 수 있을 것이다.

제3부

건강의 파수꾼, 비타민C

감기와 비타민C | 대장암과 비타민C | 동맥경화성 혈관질환
과 비타민C | 고혈압과 비타민C | 당뇨병과 비타민C | 암과
비타민C | 간과 비타민C | 치매와 비타민C | 피부와 비타민C

1. 감기와 비타민C

해마다 계절이 바뀔 무렵이 되면, 병원은 유난히 감기 환자로 넘쳐난다. 환절기 하면 사람들이 으레 감기를 떠올리는 것도 그런 이유에서이다. 환절기 중에서도 따뜻한 계절에서 추운 계절로 바뀌는 환절기, 즉 여름에서 가을 혹은 겨울로 넘어가는 환절기에 특히 많은 감기 환자가 발생한다. 미국의 통계에 따르면 매년 3억 명(매일 백만 명)의 감기 환자가 생기고 있으며 그로 인한 경제적 손실이 10억 달러(우리 돈으로 1조 원 이상)를 넘는다고 하니 더 이상 가볍게 생각할 수 있는 질환이 아닌 듯싶다. 그뿐인가? 감기는 만병의 원인이라 할 수 있을 정도로 잘못 치료하면 합병증이 많은 질환이다. 어린이나 노약자에게는 감기 후에 흔히 오는 폐렴이 사망의 원인이 될 수도 있다. 또한 감기를 한번 앓고 나서 심내막염이나 심장판막증 혹은 치명적인 신장 질환이 올 수도 있다. 실제로 많은 사람이 가볍게 혹은 힘들게 일 년에 몇 번씩 감기를 앓고 있으니 그 폐해에 대해서는 충분히 예측할 수 있을 것이다.

이 글을 통해서 많은 독자들이 혼동하기 쉬운 감기와 독감의 차이에 대해 잠시 언급하고자 한다.

우선, 양자는 질병을 유발하는 원인체가 전혀 다르다는 점을 인식해야 한다. 감기는 우리의 상기도에 항상 같이 포진하여 숙주인 사람과 상호 균형을 이루며 살아가고 있는 감기바이러스(코로나바이러스, 리노바이러스, 아데노바이러스, 콕스사키바이러스 등 300여 종)가 갑작스런 기온 강하가 오면 일 년 중 어느 때나 발병할 수 있는 질환이기 때문에 영어로 감기를 'common cold'라 부르는 것이다. 갑작스런 기온 강하는 체온의 저하를 유발하는데, 이때 우리 몸은 추위를 느끼게 되며, 말초혈관이 수축하여 중심체온을 지키려함으로 콧속을 중심으로 한 상기도의 온도가 심하게 떨어지게 된다. 이때 바이러스는 증식의 호조건을 맞게 되어 짧은 시간에 폭발적으로 증식하는데, 말초혈관의 수축으로 면역세포나 면역물질이 결핍되어 균형이 바이러스 쪽으로 기울어지며 감기가 시작되는 것이다.

반면, 독감은 독감을 일으키는 감염원이 인플루엔자 바이러스로 감기와는 그 양상이 전혀 다르다. 인플루엔자 바이러스는 결코 항상 우리의 상기도에 존재하지 않는다. 누군가가 외부에서 감염을 시켜야만 독감에 이환될 수 있는 것이다. 그래서 어느 한 사람이 이 바이러스를 외국여행 등을 통해 유입시킴으로써 유행성독감(outbreak)이 시작되는 것이다.

독감바이러스는 A형과 B형이 존재하는데 사람에게서는 대개 A형이 문제가 된다. 문제가 된다는 이야기는 A형이 증세가 훨씬 심하다는 뜻이다. 사실 유능한 임상의사조차도 증상만으로는 감기와 독감을 구분하기 힘들지만, 그럼에도 분명 양자에는 증상의 차이가 있다. 고열이 있고 두통이 심하며 온몸이 쑤시고 앓아 눕게 만드는 경우라면 대개는 독감이라 진단하게 된다.

이에 반해 감기의 경우 고열이나 심한 두통 등의 몸살 증상은 나타나지 않는다. 가장 전형적 증상은 콧물이다. 여기에 기침이 나타날 수 있고 목이 아픈 증상이 흔히 관찰되는데 후자의 두 증상은 독감에서도 나타날 수 있기 때문에 감기의 결정적 증상이라 할 수 없다.

독감이 비록 전혀 다른 병원체에 의해 감염되는 것이라 하더라도 아무 계절에나 감염되는 것은 아니고 감기에 걸리기 쉬운 계절이라야 역시 독감도 쉽게 걸리며 퍼지게 된다. 감기든 독감이든 바이러스가 병을 유발하지만, 결국 상대적 추위가 우리를 움츠러들게 하는 계절에 흔히 발생한다는 공통점을 가지고 있다. 감기의 경우, 흔히 '오뉴월 감기는 개도 안 걸린다.'는 재미있는 말이 전해져 내려왔는데, 최근에는 이 이야기가 더 이상 진리가 아니게 되어 버렸다. 에어컨이 전 국민적으로 보급되면서 인위적으로 환절기 같은 기온 변화의 상황이 매일의 삶 속에서 구현되어 언제든 더위 속에서도 추워서 견디기 힘든 상황이 만들어지기 때문이다. 감기바이러스는 30도가 넘는 기온에서는 증식을 하지 못한다. 그래서 에어컨이 보급되기 전의 대한민국에서는 한여름에 감기에 걸리는 일이 있을 수가 없었던 것이다.

감기는 그 병원체가 자기 몸속에서 늘 같이 사는 바이러스이기 때문에 원론적으로 백신을 만들 수 없다. 뿐만 아니라 감기를 일으키는 바이러스가 수백 종에 이르기 때문에 현실적으로도 백신은 불가하다. 그에 반해 독감은 철저하게 외부에서 침입해들어온 인플루엔자 바이러스가 원인이기 때문에 백신이 가능하다. 현실적으로 3가와 4가 백신이 존재하는데, A형의 두 종과 B형 1종에 대한 백신을 3가 백신이라 하고, A형의 두 종과 B형 모두(야마가타 바이러스와 빅토리아 바이러스)를 포함하는 백신을 4가 백신이라 한다. 이 둘의 효과에는 큰 차이가 없는 것으로 알려져 있다.

지금까지의 설명은 2000년대 이전까지의 감기와 독감에 대한 설명이라 할 수 있다. 즉, 새로운 천년이 시작되면서 감기의 양상이 전혀 달라지기 시작했다. 의학적으로 감기는 결코 치사율을 걱정해야 하는 질환이 아니었다. 그런데 2000년대 초, 홍콩에서 보도되기 시작한 호흡기 괴질은 알고 보니 우리가 흔히 앓아왔던 감기를 일으키는 바이러스인 코로나바이러스 변종에 의한 변종 감기로, 극히 일부이기는 하지만 걸린 사람 중에 죽음에 이르게 되는 무서운 변화가 보고되기에 이르렀다. 이름하여 중증급성호흡기증후군(Severe Acute Respiratory Syndrome; SARS)이다. 지금까지의 통계에 의하면 8,300여 명이 감염되어 그중 760여 명이 사망하여 10%에 가까운 치사율을 보이고 있다. 원래의 감기 치사율이 '0'에 가까움을 생각해보면 엄청난 두려움의 대상이 된 것이다.

한참 뒤에 나타나 대한민국을 거의 마비시켰던 비슷한 류의 변종 감기가 바로 중동호흡기증후군(Mid-East Respiratory

Syndrome: MERS)으로 중증급성호흡기증후군(사스)과 비슷한 특성을 나타내는 변종 감기였음이 모두 드러났고, 이 역시 적은 수가 발병했지만 역시 10% 가까운 치사율을 나타낸 바 있다.

독감의 경우도 마찬가지라 할 수 있다. 특히 A형 독감 중 가장 흔한 계절 독감을 일으키는 인플루엔자 바이러스인 H1N1 바이러스가 변종을 일으킨 신종독감(swine flu)역시 전 세계 사람들을 공포에 떨게 할 정도로 세계 곳곳에서 발병했으나, 다행스럽게도 타미플루라는 좋은 치료제 덕분에 약 1%에 불과한 치사율(13만 가까운 환자에 800여 명 사망)을 나타냈다. 타미플루라는 치료제가 아니었다면 10%가 넘는 치사율이 예상될 뿐만아니라 감염성이 매우 높았기 때문에 인류에게 매우 큰 두려움의 대상이 되었을 것이다.

그 후 더욱 두려운 일은 사람에게는 결코 감염될 수 없는 조류독감(H5N1)이 사람에게 감염되는 예가 보고되어 감염 가능성은 낮지만, 그 치사율이 50%를 넘는 양상을 보임으로 독감의 무한한 위험성을 예고하였다. 그 뒤 중국에서 보고되고 있는 H7N9 등의 조류독감이 인체감염된 예는 그 위험성을 더욱 고조시키기에 충분하였고 이에 대한 근본적 대책이 전방위적으로 준비되고 있는 것이 오늘의 독감 관련 현실이라 할 수 있다.

꼭 기억해야 할 것은 사망에 이르게 되는 경우는 변종 감기나 신종 독감 자체로 사망하는 것이 아니고 대부분 폐렴 등의 치명적 합병증으로 사망하였음을 기억해야 한다. 이는 철저한 관리를 한다면 죽음에까지는 이르지 않음을 암시한다 할 수 있다.

– 감기와 비타민C

노벨상을 두 번이나 수상한 비타민C 전문가 라이너스 폴링 박사는 감기 예방에 비타민C처럼 싸고 탁월한 효과가 있는 제제는 없다고 서적(《비타민C와 감기》)을 통해서 보고한 적이 있다. 비타민C에는 바이러스, 특히 RNA 바이러스의 증식을 효과적으로 억제하는 기능이 있다(세계적으로 가장 권위 있는 PNAS, JBC 등에 많은 논문이 게재되어 있음)는 학문적 사실이 그 근거가 된다. 즉, 비타민C는 RNA 바이러스의 증식을 효과적으로 억제하지만 결코 바이러스를 죽일 수 있는 제제는 아니다.

앞에서 이미 자세히 설명한 바와 같이 사람이 감기에 걸리게 되는 과정은 간단하다. 일단 우리의 상기도에 상존하는 감기바이러스(대부분 RNA 바이러스)가 어떤 호조건(특히 갑자기 대기의 온도가 떨어질 때 감기바이러스는 증식 호조건을 이룸) 상태에 놓일 때 숙주인 인간은 체온 유지를 위해 말초혈관을 수축하게 된다. 말초혈관이 수축되면 면역세포나 면역물질의 공급이 어렵게 되어 효과적으로 감기바이러스의 증식을 제어할 수 없게 된다. 그러면 이를 방어하는 인체의 면역체계와의 균형 상태가 바이러스쪽으로 무너지게 되면서 감기에 걸리게 되는 것이다. 즉, 감기바이러스에 의한 공격을 받게 되고 이에 대한 염증반응(콧물, 코막힘, 열의 발생, 목구멍 통증 등)이 감기의 증상으로 나타나 인체를 괴롭게 하는 것이다.

이러한 감기 발병 과정을 이해했다면, 감기의 치료는 항바이러스 제재 등을 이용하여 감기바이러스를 몸에서 제거해야 하는 것이다. 그러나 현실적으로 감기약은 해열, 진통, 콧물 억제 등의 증상을 없이함으로 환자를 편하게 해주는 것에 불과하다는 사실을 기억해야 한다. 이른바 감기 치료를 '대증요법(symptomatic treatment)', '증상에 대한 치료' 라는 뜻의 용어로 쓸 수밖에 없는 이유인 것이다.

이러한 학문적 사실을 이해했다면, 감기의 전조증상이 나타날 때(즉, 막 바이러스의 증식이 시작되는 때) 바이러스 증식 억제를 위한 대책을 세워야 하는 것이다. 비타민C의 항바이러스 효능은 직접효과와 간접효과가 있다. 직접효과는 혈중에 흡수되어 있는 비타민C가 감기바이러스의 증식을 직접 억제하는 효과로, 그 수를 늘리지 못하게 함으로 감기의 초기 치료에 대단히 유효하다. 간접효과는 바이러스에 대한 특이 면역반응에 대한 효과로, 시간은 다소 걸리지만 감기의 증상을 가볍게 하거나 감기의 이환 기간을 짧게 해주는 효과가 있다. 따라서 감기의 전조 증상이 나타날 때 바로 꽤 많은 양의 비타민C를 3시간 간격으로 하루만 복용하면, 대부분의 감기는 큰 어려움 없이 극복된다.

세계 각국의 여러 곳에서 감기에 대한 임상실험을 수행했지만 비타민C가 감기 예방이나 초기 치료에 효과가 없다는 보도가 나온 바 있는데, 이들 논문을 분석해보면 두 가지의 문제점이 발견된다.

첫째는 바로 앞에서 설명한 원리를 확실하게 적용한 실험을 실제 환자를 가지고는 수행할 수 없기 때문에 나타난 현상이다. 즉, 감기 예방 내지는 초기 진압을 위한 비타민C 복용은 감기의 초기라고 할 수 있는 전조증상이 나타날 때 집중적으로 해주어야 하는데, 실제로 감기 환자들이 전조증상이 있을 때

병원을 찾지 않기 때문에 아무리 임상의사가 실험을 했다 하더라도 실제적으로 그 효과를 관찰하는 것은 불가능하다 할 것이다. 게다가 그들이 사용한 비타민C의 양이 너무 적은 데다가 하루에 3회 이상 복용하는 복용의 중요한 수칙조차 지키지 않았기 때문이다. 오히려 이 사실을 알고 적절한 초기 대책으로 지난 30년 이상 감기에 거의 걸리지 않거나 걸렸다 하더라도 아주 짧은 시간 안에 극복해온 필자와 주위 많은 사람의 경험이 더 살아있는 증거라 할 수 있다.

필자는 감기의 계절인 환절기가 되어도 거의 한 번도 감기에 걸려본 적이 없는데, 그것은 아마도 감기의 전조증상이 느껴질 때 집중적으로 비타민C를 복용했기 때문일 것이다. 실제로 거대용량의 비타민C를 복용하기 시작해 몇 개월에서 1, 2년이 지난 사람들의 70~80%가 감기에 걸리는 일이 확실히 줄었다고 증언하고 있다. 이것은 상당히 중요한 의미를 지닌다. 왜냐하면 인간의 생명을 가까이에서 위협하는 조류독감이나 사스가 더 이상 남의 이야기가 아니기 때문이다. 조류독감이나 사스가 아무리 무섭다 해도 그 초기는 역시 감기에 지나지 않음을 잊어서는 안 된다. 또한 그 독감의 발병원은 인플루엔자 바이러스(RNA 바이러스)임을 기억해야 한다.

비타민C는 값이 매우 싸다. 구하는 데도 양에 제한이 없다. 또한 복용도 쉽고 거대용량을 복용해도 전혀 부작용이 없다. 그러므로 조류독감 등의 재앙으로부터 우리 자신을 지키고 보호할 수 있는 가장 싸고 쉬운 방법은 거대용량의 비타민C를 복용하는 것이다. 거대용량의 비타민C는 조류독감을 예방하는 것은 물론 상상하지 못한 다른 건강 효과까지 가져다줄 것이다.

필자는 이러한 사실을 좀 더 과학화하기 위해 사람과 같이 비타민C를 체내에서 합성할 수 없게 인위적으로 유전자변형을 유도한 생쥐를 이용해서 대단히 중요한 동물 생체 실험을 수행하여 SCI급 국제잡지에 게재한 바 있어, 그 내용을 요약하여 전한다. 우선 보통의 감기보다 더 심각한 합병증이나 독성을 나타내는 독감바이러스를 이용한 실험을 계획했는데, 독감 중에 우리가 가장 쉽게 접근할 수 있는 독감바이러스 중의 하나인 홍콩독감(H3N2) 바이러스를 이용하여 다음과 같은 3개의 군을 설정하였다.

1) 비타민C를 체내에서 제대로 합성하는 정상 생쥐군
2) 유전자 조작으로 사람처럼 비타민C를 합성하지 못하는 생쥐군

3) 비타민C를 체내 합성하지 못하지만 식수를 통해서 정기적으로 많은 양의 비타민C를 보충해 준 생쥐군

그 결과를 보면 홍콩독감 바이러스에 감염시킨 후 5일이 채 지나지 않아 2군, 즉 비타민C가 부족한 생쥐의 70% 이상이 사망하였고, 비타민C가 충분하게 공급되어 있는 1군과 3군의 생쥐들은 독감에 걸렸으나 한 마리도 사망하지 않았다.

모두 도살하여 폐 속에서 홍콩바이러스의 양을 조사해보니 비타민C가 풍족한 두 군에서는 바이러스가 거의 검출되지 않은데 반해, 많이 죽은 비타민C 부족군에서는 폐 속에서 많은 양의 홍콩독감바이러스가 검출되었다. 이에 우리 연구팀은 비타민C가 부족하면 단순히 상기도(上氣道) 감염에 지나지 않는 독감에서 멈추지 않고, 하기도(下氣道) 감염의 대표인 바이러스성 폐렴이 되어 사망에 이르게 됨을 밝혔다. 결국 상기도(上氣道)에서 하기도(下氣道)로 좀처럼 내려가지 않는 독감 바이러스가 비타민C가 부족할 경우 하기도로 내려가는 이유를 밝히기 위한 실험에서 중요한 단서가 포착된 것이다. 즉 비타민C가 부족한 상태에서 독감 바이러스에 감염되면 기도(氣道)에서 상시 분비되는 기관지폐포액에 항바이러스성 면역억제물들의 농도가 매우 낮다는 결과를 통해 비타민C 부족이 호흡

기도에서 면역물질 생성에 장애를 주고 있음을 분명하게 밝혀 국제학회에 보고한 것이다.

이 보고의 의미는 비록 생쥐를 이용한 실험이긴 하지만 이 실험이 충분히 사람에게 적용될 수 있음을 보여준 것이고, 더 중요한 의미는 2000년대 들어 의미있는 치사율을 보이는 질환으로 변종된 감기나 독감으로부터 죽지 않을 길을 이 실험의 결과가 보여준 것이다. 앞에서도 언급한 것처럼 사스든 메르스 혹은 신종 독감이든 희생자가 나타나는 것은 상기도 감염인 감기 혹은 독감 상태가 그 직접적인 원인이 되는 것이 아니다. 이 실험에서 원인으로 제시한 면역물질의 부족으로 상기도 감염이 하기도 감염으로 변하면서 그 대표적인 폐렴으로 죽음에 이르게 되는 것이다. 이 점을 고려할 때 충분한 양의 비타민C를 정확한 투여 방법으로 복용할 경우, 어떠한 변종 감기나 독감에 걸려도 죽음을 면할 수 있다는 과학적 근거가 이 실험을 통해 밝혀진 것이다.

2. 대장암과 비타민C

이제 비타민C가 건강에 좋다는 것을 모르는 사람은 거의 없다. 단지 적정 복용량에 대한 문제 제기가 있을 뿐이다. 나는 지금까지 거의 30년 이상을 거대용량이라 부를 만큼 많은 양의 비타민C를 복용해왔다. 이제 그 경험과 실험한 내용들을 토대로 거대용량이 왜 필요한가를 설명해보고자 한다.

우선 음식을 섭취할 때 위장에서 생기는 문제와 비타민C의 관계를 살펴보자. 무엇보다 위장 내 헬리코박터균의 병원성을 비타민C가 차단해준다. 나아가 음식이 소화되는 과정에서 필연적으로 생기는 발암물질의 생성을 비타민C가 막아준다. 이처럼 비타민C는 체내 흡수 이전에 이미 위장에서 중요한 역할을 하기 때문에 비교적 많은 양을 복용해야 한다. 단순히 흡수되고 남은 비타민C는 소변으로 빠져나가기 때문에 100㎎을 복용하는 것이 좋다는 기존의 입장은 비타민C의 다양한 기능을 고려하지 못한 사고방식임을 지적하고 싶다. 오히려 비타민C는 흡수 이전에 위장에서 위암이 발병하는 것을 막아줌으로 식사와 함께 충분한 양을 복용하는 것이 바람직하다.

비타민C를 다량으로 복용하면 앞에서 설명한 것처럼 위장에서 암 생성 억제 작용을 한 후 소장으로 내려가 복용량의 일부가 흡수된다. 500㎎ 이하를 복용하는 경우는 대개 모두 흡수되지만, 1,000㎎ 이상을 복용할 경우 흡수율은 50%를 넘지 못한다. 이렇게 흡수되지 못한 비타민C는 소장과 대장을 두루 여행하다가 결국 대변으로 빠져나가게 된다. 내 오랜 경험에 비춰보면 흡수되지 않고 대변으로 빠져나가는 비타민C의 역할 또한 매우 흥미롭다.

소장과 달리 대장 내에는 많은 균이 서식하고 있다. 이 대장균들은 우선 우리가 직접 감염을 통해 만날 수 없는 균에 대한 면역력을 키워준다. 다시 말해 균에 대해 예방주사를 놓는 역할을 하는 것이다. 또한 우리가 먹고 남은 음식을 먹고 살면서 인간에게 유익한 물질을 남기는 소위 '공생관계'를 유지한다. 그 대표적인 사례가 김치 속에 풍부하게 들어있는 유산균이다. 유산균은 소장에서 미처 소화 흡수되지 못한 음식을 먹고 살면서 자기의 대사산물로 숙주에게 유익한 물질을 제공하는 것이다. 그러나 실제로는 모든 균들이 공생관계로 좋은 물질만 인간에게 주는 것은 아니다. 대변의 냄새가 그것을 증명해준다. 사실 대부분의 균은 부패균으로 먹고 남은 음식을 부패시키기 때문에 숙주인 인간에게 결코 좋을 수 없다. 이것은 대변 냄새의 주종이 단백질이 부패될 때 발생하는 냄새라는 것으로도 금방 이해할 수 있는 사실이다. 부패균과 인간이 공생한다고 이야기할 수는 없는 것이다.

대장암의 원인에 대해서는 임상적으로 많은 설명이 있지만, 여기서는 두 가지 중요한 대장 환경을 고려하면서 대장암 예방을 위한 대책을 고려해보자.

첫째, 소장에는 균이 없고 대장에는 균이 많다는 점이다. 이러한 환경의 차이와 관련해서 나타나는 중요한 임상적 차이는 소장에는 거의 암이 발생하지 않는데 비해 대장에는 많은 암이 발생하고 있다는 점이다. 이 차이는 결코 음식의 종류가 대장암의 원인일 수 없다는 증거가 된다. 음식은 반드시 소장을 통과해야 하기 때문에 대장암의 원인이 음식이라면 소장에도 암을 유발해야 한다.

둘째, 대장암은 주로 좌측 대장(내림창자 끝부분, 구불창자, 곧창자에서 전체 대장암의 70~80% 발병), 즉 대변을 만드는 미생물의 작용이 절정에 달하는 곳에서 주로 발생한다. 이것은 대장의 미생물 환경이 대장암 발생에 얼마나 결정적인지 짐작할 수 있게 해준다.

내 경험과 간단한 실험(락토스발효 실험; lactose fermenter assay)에 따르면, 하루에 6g 이상의 비타민C(식사 때마다 2g씩)를 식사와 함께 복용한 사람의 경우, 약 90% 가까운 대장의 미생물이 유산균 등의 유익한 균으로 대치되는 결과가 나왔다. 대변의 지독한 냄새가 사라지고 독한 방귀 냄새도 나지 않았다는 것이 그 증거이다. 반면 비타민C를 전혀 따로 챙겨 먹지 않는 사람의 대변에서는 50% 이상의 균이 부패균임을 확인할 수 있었고 대변에서의 냄새도 훨씬 심함을 알 수 있었다.

지금까지 알려진 대장암의 원인은 동물성 단백질의 섭취 증가와 밀접한 관계가 있는데, 이는 실제 육류 섭취의 비중이 높은 서구 남성의 경우 예외 없이 대장암의 발병률이 선두라는 사실에서도 알 수 있다. 이러한 현상에서 시작된 발암원인에 대한 실험적 접근은 동물성 지방에 의문이 집중되게 되었다. 육류의 섭취는 동물성 지방의 섭취 증가로 이어지고, 이를 감지한 담낭은 고여 있던 담즙을 많이 분비하여 소장에서 지방의 소화를 돕는다. 이때 소화에 사용되고 남은 담즙이 대장으로 넘어가게 되는데 넘어온 담즙이 대장에 존재하는 부패균에 의해 부패될 때 이 부패산물이 대장암의 원인으로 작용하는 것으로 알려져 있다.

　2010년대 중반 이후의 통계자료에 따르면, 한국인의 암 발병률에서 대장암이 전통적으로 선두를 달리던 위암을 누르고 선두로 올라섰다고 보고되었다. 특히 한국 남성의 경우 대장암의 발병률이 아시아에서 1위, 세계에서 4위라는 놀라운 통계가 보고된 바 있다. 이를 통해 우리나라에서 가장 빠른 속도로 증가한 암 중의 하나가 대장암이라는 사실을 알 수 있다. 그 원인은 다양하겠지만, 80년대부터 늘기 시작한 육류 섭취가 대장암의 증가로 이어지고 있음을 확신할 수 있다. 필자가 의대 재학 시절이던 70년 중·후반에는 아예 대장암에 대한 언급이 없었다. 발병률이 매우 낮았기 때문이다. 그때는 동물성 단백질, 즉 육류 섭취가 전 국민적으로 부족했던 시절로 기억된다. 그러니 대장암이 적을 수밖에 없었던 것이다.

결국 거대용량의 비타민C를 복용하면 위암을 비롯한 소화기계의 암을 예방할 수 있다는 중요한 결론을 이끌어낼 수 있다. 이것은 결코 100㎎의 비타민C를 복용해서는 얻을 수 없는 효과들이다.

3. 동맥경화성 혈관질환과 비타민C

과거 30년 전에 비해 눈에 띄게 달라진 질병의 양상은 무엇일까? 이 질문을 받으면 필자는 주저함 없이 '동맥경화성 심혈관질환'의 폭발적 증가라고 대답할 것이다.

오래 전부터 일반인들에게 위협적인 질환으로 각인되어 왔던 종양(腫瘍)의 경우를 보면, 최근 들어 그 수가 늘어난 것처럼 주변에서 많이 관찰되고 있다. 하지만 정작 과거보다 폭발적으로 늘어난 것이 맞는지 면밀히 검토해보면 실상은 그렇지가 않은 것을 알 수 있다. 즉, 종양의 발병 건수가 늘어난 것은 정밀 검사가 가능한 초현대식 장비들을 주로 이용하는 건강검진의 일반화로 인해 종양의 조기발견 건수가 획기적으로 늘어났기 때문이지 종양의 발병 그 자체가 크게 증가한 것은 아니라는게 비교적 정확한 학계의 분석인 것이다.

이에 반해 30여 년 전에는 동맥경화성 혈관질환은 그리 흔한 질병이 아니었다. 이것은 여러 의학적 통계자료를 보더라도 의문의 여지가 없는 사실이다.

그러나 2000년대 이후의 질병의 발병 양상은 앞에서 언급한 것처럼 동맥경화성 혈관질환의 폭발적 증가라 할 수 있다. 특기할 것은 동맥경화성 혈관질환이 더 이상 60대 이후의 노인들에게만 호발하는 것이 아니라는 것이다. 40~50대의 많은 사람들에게서 주로 발병하고, 심지어는 30대 초반에서도 그 질환군의 발병으로 사망한 예가 드물지만 보고되고 있는 실정이다.

필자는 그 이유로 두 가지를 제시한다.

첫째는 현대인의 피할 수 없는 과식 때문이다. 과식 그 자체만으로도 체내에서 발생하는 활성산소의 양이 증가하는데, 과식으로 인해 2차적으로 유도되는 비만의 문제는 2중, 3중의 경로로 혈관 건강에 악영향을 미친다.

두 번째로는 경쟁적이고 복잡다단한 삶 속에서 현대인에게 숙명적으로 발생하는 극단적 스트레스를 그 원인으로 제시하지 않을 수 없다. 더욱 나쁜 것은 현대인들에게는 정도가 심한 스트레스가 일상화되고 만성화되어 가고 있다는 사실이다. 스트레스의 일상화는 현대인을 경계성 고혈압 혹은 경계성 당뇨 환자로 변화시킨다. 일상화된 고혈압과 고혈당이 동맥경화성 혈관질환의 주 원인이라는 것은 내과 교과서에 확실하게 기술되어 있다. 스트레스가 고혈압과 고혈당을 유발하는 이유는 바로 충분한 에너지를 공급하여 우리 몸이 스트레스를 이기라는 것이다. 즉, 스트레스를 이기기 위해 에너지를 많이 쓰는 과정 중에 활성산소의 양도 증가할 수밖에 없다는 말이다. 종합하면 현대인은 과식으로 인해 증가된 활성산소와 극단적 스트레스를 이기기 위해 우리 몸이 고혈압과 고혈당을 유지하여 에너지를 소비하는 가운데 추가로 증가된 활성산소의 공격을 숙명적으로 받을 수밖에 없다는 얘기다.

심혈관질환의 자세한 속사정을 들여다보면, 그 대부분이 동맥경화로 인한 혈관질환임을 알 수 있다. 동맥경화성 혈관질환이란 임상적으로 심장에 혈액을 공급해주는 관상동맥이 막히는 질환(협심증, 심근경색증), 뇌동맥이 막히거나(뇌경색) 터지는

(뇌출혈) 질환(이들을 총칭해서 뇌졸중), 망막동맥이 막히거나 터져서 극단적으로는 실명까지 갈 수 있는 망막혈관 질환, 콩팥동맥이 막혀서 오는 신부전 등을 총칭한다.

구체적으로 하나씩 보자.

오늘날 급사의 가장 큰 원인이 되는 심근경색증은 바로 심장에 혈액을 공급해주는 관상동맥이 동맥경화로 막혀 발병한다. 일단 관상동맥에 동맥경화가 일어나면 혈액 공급이 차단되고 그로 인해 심장근이 괴사(세포의 죽음)에 빠진다. 그러다가 급기야 심장의 부조화로 전신 혈액 공급이 원활하지 못해 사망에 이르는 것이다.

중풍 역시 뇌혈관이 막히거나 터짐으로써 발병하는 혈관계 질환이다. 또한 당뇨 환자는 심한 경우 콩팥이나 심장이 망가져 죽게 되는데, 콩팥은 모세혈관 덩어리라고 할 수 있을 정도로 모세혈관이 많이 분포하는 장기이다. 즉, 모세혈관이라는 작은 혈관에 당뇨성 동맥경화가 오고, 이로 인해 콩팥이 제 기능을 잃게 되는 것이다. 흔히 당뇨를 내분비계 질환이라고 말하지만 이 병에 걸린 분들의 마지막을 살펴보면 모두 다 혈관의 문제임을 알 수 있다. 그 심각성을 고려할 때 당뇨로 인한 사망은 내분비계가 아닌 혈관계의 문제라고 보는 것이 오히려 더 현실적이다.

그러면 동맥경화는 왜 생기는 것일까?

지금까지는 임상적으로는, 전적으로 고혈압이나 당뇨에 의해 나타나는 것으로 알려져 왔다. 여기에 고지혈증이나 흡연, 비만 등의 위험요소가 동맥경화를 악화시키는 것으로 알려져 있다. 그러나 이미 그 발병기전이 면역병리학자들에 의해서 분명하게 밝혀져 있다. 두 가지의 조건이 충족되면 연령에 관계없이 즉시 동맥경화성 동맥질환이 시작되는 것으로 밝혀진 것인데, 그 첫 번째 조건이 바로 혈관(동맥) 내피의 손상이다.

혈관 내피에 손상을 주는 원인으로 임상의들이 손꼽는 질환은 앞서 말한 고혈압과 고혈당이다. 즉, 오랫동안 지속된 고혈압과 고혈당에 의해 동맥의 벽에 눈에 보이지 않는 작은 상처가 수없이 생기고, 그 상처 위에 육류의 과다 섭취로 체내에 들어온 콜레스테롤이 쌓여 급기야 혈관을 막는 정도로 진행되어 중병의 상태에 이른다는 얘기다. 결국 혈압 120 상태로 평생을 지낸 사람과 180 상태로 평생을 지낸 사람은 혈관이 받는 상처에서 차이가 있을 수밖에 없다. 또한 100 근처의 혈당으로 산 정상인과 200에 가까운 혈당을 유지한 채로 오랜 기간 산 당뇨환자 사이에는 동맥 내피가 받는 산화적 손상 혹은 물리적 손상의 차이가 클 수밖에 없다. 고혈압이나 고혈당이 무서운 이유가 바로 여기에 있다. 따라서 혈압이나 혈당이 높은 사람은 그 이유가 무엇이든 무조건 정상 범위 내로 혈압이나 혈당 수치를 조절해야 한다.

일반적으로 동맥경화로 인해 고혈압이 생기는 것으로 알려져 있지만, 실제로는 그 반대인 것이다. 그리고 보다 엄밀히 말하자면 둘은 악순환의 관계에 있다. 만성적인 고혈압에 의해 동맥경화가 생기고, 동맥경화에 의해 고혈압이 악화되어 결국 혈관이 터지거나 막히는 문제를 야기하는 것이다.

두 번째 조건은 다름 아닌 지질(콜레스테롤)의 과산화라고 밝혀져 있다. 즉, 동맥경화의 궁극적 원인은 기존처럼 동맥 내피 손상이 중요한 선행조건이고 이어 그 상처에 콜레스테롤이 침착된다는 것인데, 중요한 것은 이 콜레스테롤이 정상적인 것이 아니라 과산화한 콜레스테롤이라는 점이다. 즉, 동맥 내피에 어떤 이유로든 상처가 나야 그곳을 둥지로 삼아 과산화한 지질이 침착되고, 그로 인해 혈관이 좁아지는 동맥경화가 진행된다는 얘기다. 조금 더 학문적으로 이야기하자면, 과

산화된 콜레스테롤을 혈중의 대식세포(단핵세포)가 특이적으로
잡아 먹게 되고, 이 세포가 산화된 콜레스테롤을 포식한 채로
상처난 동맥 내피에 침착이 되면서 동맥경화반(斑)이 생성되
기 시작하여 궁극적으로는 혈관을 막거나 약화시켜 터지게
만든다는 것이다.

20여 년 전에 발표된 지질의 과산화 이론은 당시에는 별로
주목을 받지 못했지만 지금은 거의 정설로 받아들여지고 있다.
그 구체적인 기전을 간단하게 살펴보자.

우선 지질 중에서도 높은밀도지단백(high density lipoprotein,
HDL)과 낮은밀도지단백(low density lipoprotein, LDL)이 존재하는
데, 후자에 콜레스테롤의 함량이 많기 때문에 쉽게 산화가 된
다(산화되지 않았을 때는 문제가 되지 않음). 이 산화된 지질만을 대식
세포가 잡아먹는데, 이름하여 소위 '거품 세포(foamy cell)'가
동맥 내피 상처에 둥지를 만듦으로써 동맥경화가 시작되는
것이다. 사실 정작 콜레스테롤은 체내에서 스스로 합성되는
매우 중요한 물질이다. 세포막의 주성분, 담즙의 원료, 체내
에서 매우 중요한 역할을 하는 스테로이드 호르몬을 만드는
원료로 쓰이는데, 대개 LDL의 형태로 체내에서 합성된 콜레
스테롤이 필요한 곳으로 전달되는 것이다. 문제는 인간들이

LDL 상태로 있는 콜레스테롤을 산화적 손상으로부터 지키지 못한다는 데 있다. 이것이 심각한 문제이지 엄연히 말해 콜레스테롤 자체는 문제가 아닌 것이다. 그런데 LDL의 콜레스테롤 함량이 많아서 HDL보다 쉽게 산화에 노출됨으로 임상적으로 동맥경화를 일으키는 주범의 누명을 쓰고 소위, '나쁜 콜레스테롤'이라는 불명예를 안게 된 것이다.

요약하면 결국 어떤 이유로든지 동맥 내피에 손상이 오고 그 손상에 산화된 콜레스테롤이 침착됨으로 동맥경화성 혈관질환이 시작된다고 할 수 있다.

최근에 어느 유명 대학병원에서 관상동맥에 동맥경화가 생긴 700여 명의 환자를 대상으로 연구 발표한 내용은 자못 흥미롭다. 그 발표에 따르면 동맥경화 환자 중 혈중 콜레스테롤 수치가 250을 넘는 사람은 불과 10%인 70여 명에 불과했고, 고혈압이나 당뇨를 앓고 있는 사람도 20%에 지나지 않았다고 한다. 그렇다면 70%에 달하는 나머지 500여 명의 환자는 어떤 이유로 동맥경화에 걸린 것일까? 이것은 기존의 임상의들이 전적으로 의존하는 이론만으로는 도저히 설명할 수 없는 부분이다. 그렇다면 고혈압이나 당뇨의 증상이 전혀 없었던 40~50대의 직장인들에게 많이 찾아오는 동맥경화성 혈관 질환의 발병 원인은 무엇이란 말인가?

앞에서 이미 그 유해성에 대해서 자세히 설명이 되었고 현대 인은 특별히 그 유해성에서 벗어날 수 없음을 설명한 바 있다. 바로 '유해산소' 혹은 '산소라디칼'의 역할을 더 이상 가벼이 볼 수 없는 시대를 우리가 살고 있음을 심각하게 인식하여야 한다. 활성산소(유해산소, 산소라디칼)는 직접 혈관 벽에 미세 상 처를 낼 수 있을 뿐 아니라 지질을 과산화하는 주범이다. 앞 의 통계치가 말해주듯 콜레스테롤 수치가 높은 것을 결코 과 대평가해서는 안 된다는 것이다. 산화하지 않은 콜레스테롤 이 동맥경화의 주범이라고 볼 수만은 없기 때문이다. 국내의 한 연구에 의하면 1,500여 명의 동맥경화 환자의 혈중 콜레스 테롤 수치를 추적해보니 거의 절반에 해당되는 환자들의 콜 레스테롤 수치가 200 이하였고, 나머지 절반 정도는 200 이 상이었다고 한다. 이는 동맥경화성 혈관질환 발병에 혈중 콜 레스테롤의 수치가 중요하지 않음을 암시하고 있다. 앞서 지 적한 바와 같이 콜레스테롤이 의학계가 정한 대로 정상범위 안에 있어도 습관화된 과식과 극단적 스트레스가 일상화된 현대인에게는 지나치게 많은 활성산소가 발생하기 때문에 콜레스테롤의 혈중 수치에 관계없이 콜레스테롤을 산화시킴으로 동맥경화의 발생을 증가시키고 있다는 것이다.

그러면 이쯤에서 비타민C의 역할을 살펴보자.

혈중에 존재하는 산소라디칼을 가장 앞장서서 막을 수 있는 것이 바로 비타민C이다. 물론 비타민A나 E도 있지만, 이들은 지용성이기 때문에 비타민C보다 빠르게 움직일 수 없다. 결국 산소라디칼을 첨단에서 막을 수 있는 물질은 비타민C라는 얘기다. 여기에 비타민A나 E까지 복용한다면 더할 나위 없는 동맥경화 예방책이라고 할 수 있다. 현대인에게 산소라디칼의 폭발적 발생은 피할 수 없는 숙명적인 일이 되고 말았다. 맛있는 음식이 넘쳐나는 바람에 현대인은 습관적인 과식에 익숙해져 있고, 또한 거의 극단적이라고 할 수 있는 정도의 스트레스를 달고 살 수밖에 없는 처지이기 때문이다. 동맥경화에 대한 비타민C의 역할은 단순히 유해산소를 차단하는 데 그치지 않는다. 대량의 비타민C 복용은 많은 의료인이 그렇게 걱정하는 콜레스테롤의 혈중치까지 낮춰준다.

최근에 세계적으로 유명한 의학잡지 〈란셋(Lancet)〉에 대량의 비타민C는 그 자체로 혈압을 낮출 수 있다는 연구 보고가 실리기도 했다. 물론 단기적 효과이긴 하지만 사람을 이용한 임상실험으로 그 학문적 객관성이나 합리성이 인정된 최초의 보고였다는 점에서 의미가 크다고 할 수 있다. 결국 비타민C 는 동맥경화에 대해 일석이조(一石二鳥)가 아닌 '일석사조(一石四鳥)'의 효과를 갖는다는 사실을 한시도 잊어서는 안 될 것이다.

– 비타민C의 혈관 보호 실례

비타민C가 부족해서 유발되는 질환군을 괴혈병(壞血病)이라 한다. 이게 무슨 뜻인가? '혈관이 파괴되는 병'이란 뜻이 아닌가? 그 결과가 출혈이 주 증상인 질환이라는 말이다. 전신적으로 점막과 피부가 맞닿는 곳에 출혈이 나타나고 빈혈과 전신 쇠약, 팔다리의 근육이 힘을 쓸 수 없도록 경화가 되는 질환이다. 뒤집어 이야기하면 비타민C의 효능은 일차적으로 혈관을 튼튼하게 해주는 것임을 알 수 있다.

실제 필자는 지난 30년 이상 동안 직접 많은 양의 비타민C 를 복용함으로 나이에 견주기 어려울 정도로 혈관이 깨끗하고 튼튼하다는 진단을 서울대병원 검진센터로부터 받은 바 있다.

뿐만 아니라 양 부모가 본태성 고혈압 환자이기 때문에 젊은 시절부터 고혈압 관리를 해온 아내는 고혈압의 위협에도 불구하고 그 혈관이 나이에 비해 깨끗하고 튼튼하다는 진단을 역시 받은 바 있다. 30년 이상을 한끼도 거르지 않고 복용한 대가라 생각한다.

결국은 성실하게 복용한 것을 확인할 수 있는 가족 이야기를 할 수밖에 없다.

이미 고인이 되시기는 했지만 필자의 장인은 젊은 시절부터 크고 작은 질병으로 오래 살기 어렵다는 이야기를 늘 하시곤 했다. 특히 기억에 남는 것은 70이 가까이 되어 비대해진 전립선 관리를 소홀히 하여 발생한 만성 신부전증으로 돌아가시는 날까지 투석을 하신 일이다.

투석 환자는 투석을 본격적으로 하기 전에 먼저 팔이나 다리에 있는 동맥과 정맥을 직접 연결하는 시술을 통해 주사할 수 있는 큰 정맥을 확보하게 되어있다. 일주일 3회 정도의 투석을 실시하는데, 투석이란 다름 아닌 혈액을 밖으로 빼내어 투석기에서 살아있는 콩팥이 하는 일을 대신해주는 작업이다. 결국 팔 혹은 다리의 정맥에 바늘이 큰 주사를 사용해야 빠른 시간 안에 1회의 투석을 마칠 수 있다. 생각해보라. 일주일에 세 번을 큰 바늘로 정맥을 찔러대니 그때마다 혈관에 생긴 상처가 아무는 과정에서 필연적으로 섬유화가 진행될 수밖에 없고 주사 바늘을 꼽는 정맥혈관이 경화가 되어 일정기간 사용하면 한 팔이나 다리에 있는 정맥을 더 이상 쓸 수 없게 되지 않겠는가. 전문 간호사들의 전언에 의하면, 대략 2년 정도 지나면 다른 팔 혹은 다른 다리의 정맥을 찾아 옮겨야 한다는 것이다.

하루는 필자가 투석을 마친 장인어른을 모시고 퇴근하려고 투석실로 들어갔는데, 필자를 알아본 담당 간호사가 인사를 하면서, "교수님, 장인어른은 좀 특별하십니다. 지금 투석한 지 5년이 지났는데도 한쪽 팔로만 투석을 하는 유일한 분이시네요. 무슨 비결이라도 있으신가요?"라고 의미있는 질문을 했던 기억이 생생하다.

실제로 돌아가실 때까지 약 10년을 투석하셨는데, 결국 쓰시던 한쪽 팔로 10년 가까이 투석을 견디셨다. 물론 두말 할 나위 없이 투석을 받으면서 식사 때마다 한 끼도 거르지 않고 하루에 6g씩 비타민C를 철저하게 복용하셨다.

그냥 운좋게 나의 장인에게만 우연히 일어난 일이라고 할 수 없을 정도로 그 이유를 분명히 설명할 수 있으니, 오랜 기간 동안 비타민C를 복용하시게 한 일은 자랑스럽고 보람찬 일이었다고 고백하지 않을 수 없다.

그밖에 수도 없이 많은 지인들의 혈관이 건강해진 소소한 에피소드들이 있지만 그 내용들을 이 책에 모두 담기에는 너무 많아 이 정도에서 그치고자 한다.

– 아스피린 복용과 혈관건강

이 사안은 비타민C 복용과는 무관해 보이지만 밀접한 관련이 있을 뿐 아니라 너무나 많은 분들이 이유를 잘 모르고 아스피린을 복용하고 있기 때문에 다루고자 한다.

앞에서 동맥경화성 질환의 발병과 관련하여 다소 어렵지만 병태생리학적으로 이해할만한 이야기를 언급한 바 있다. 동맥경화성 혈관질환이 생기는 첫 번째 조건은 동맥 내피의 손상이라고 설명한 바 있다. 이때 우리 몸에서는 이렇게 발생한 손상에 대한 복구 기전의 하나로 응고 시스템이 활성화된다. 혈액응고는 일반인들이 알기로는 출혈이 일어났을 때만 활성화되는 것으로 생각하는데 실제는 넓은 범위에서 볼 때 출혈을 포함하는 혈관 손상 시에 활성화된다고 보면 된다. 이 응고 과정을 통해서 결손이 생긴 혈관에 혈소판을 중심으로 섬유소(fibrin)가 형성되어 결손을 때우고 급기야는 혈관벽 재생이 이루어지는 것이다. 다시 말해, 출혈 때와 같이 꼭 혈관이 뚫리지 않더라도 혈관에 손상이 오면 그 부분의 결손을 복구하기 위해 응고 시스템이 활성화되는 것이다. 다만, 출혈 때와는 활성화되는 정도가 다를 뿐이다. 중요한 것은 우리 혈관은 활성산소나 고혈압, 고혈당의 공격에 의해 계속해서 손상을 받을 수밖에 없다는 점이다. 그때마다 그 손상부위를 복구해주지 않으면 오랜 세월 뒤에 혈관이 지극히 약해지는 결과가 초래되고, 급기야 아주 쉽게 출혈을 하게 되는데 그 출혈부위가 팔다리라면 큰 문제가 아니지만 뇌혈관이나 폐혈관이라면 그 문제의 심각성을 간과하기 어렵다.

그런데 그와 같은 현상이 지속적인 아스피린 복용에 의해서 야기될 수 있다. 혼동하지 말아야 할 것은 아스피린은 응고 시스템 활성화를 억제하는 약제, 즉 항응고제라는 사실이다.

결코 동맥경화성 혈관질환을 예방할 수 있는 약제가 아니다.

그렇다면 왜 많은 의료인들이 환자들에게 아스피린의 지속적 복용을 권고할까?

아스피린의 약효를 생각하면 짐작이 되겠지만 혈관 속에서 혈전(피떡)이 생기는 것을 막기 위함이다. 실제 반드시 동맥경화성 질환만으로 혈관이 막히는 불상사가 생기지 않고 혈전이 병적으로 생겨 문제가 되는 경우가 임상적으로 관찰되기 때문이다. 혈전이 생기면 그것이 혈행을 타고 다니다가 그 혈전보다 작은 구경(口徑)의 혈관에 다다르면 막히게 될 것이 뻔하다. 정상적으로는 혈관 속에서 혈관 손상의 경우가 아니면 결코 혈전이 생기지 않는다. 따라서 정상인이 혈관 속에서 혈전이 생길까 염려하여 아스피린을 상시 복용하는 것은 어리석기 그지없다 할 것이다. 앞에서 설명한 바와 같이 나이가 들면서 지속적으로 올 수밖에 없는 혈관 손상을 복구할 수 없어 급기야는 혈관이 터지는 일이 생길 뿐 아니라, 일단 출혈이 되면 지혈 또한 되지 않기 때문에 출혈의 장소가 뇌와 같은 치명적인 곳이면 죽음에 이를 수도 있기 때문이다. 물론 병적인 상태로 혈관 속에서 비정상적으로 혈전이 생길 수 있는 임상 상황이 있다. 예컨대 판막 수술을 받은 환자, 스텐트

시술을 받은 환자, 심한 하지정맥류로 하지에서의 혈행이 대단히 느려져 있는 환자, 심장에 부정맥이 있는 환자 등은 병적으로 혈전이 생길 수 있기 때문에 치료 내지 예방 목적으로 반드시 아스피린 계통의 약제를 복용해야 한다.

혈중 콜레스테롤 수치가 높거나 혈당이 높거나 혈압이 높다는 이유로 아스피린을 복용하게 하는 것은 면밀한 의학적 검토가 부족하다는 사실을 지적하지 않을 수 없다. 특히 충분한 양의 비타민C를 상시 복용하는 사람은 더욱 아스피린을 복용할 필요가 없다. 비타민C 자체에 아주 약한 항응고 작용이 있기 때문이다.

건강한 일반인의 경우, 장시간 일반석을 이용하여 10시간 이상의 장거리 비행을 해야 하는 경우, 베이비 아스피린 한 알 정도를 탑승 전에 복용하는 것은 대단히 현명한 처사라 할 수 있다. 일반석증후군(Economy syndrome)은 결코 질병 있는 환자군에서만 생기는 현상이 아니라, 지극히 건강한 사람이라도 좁은 공간에서 오랜 시간 움직이지 않고 앉아 있을 때 하지에서의 혈행이 늦어져 혈전이 생기는 병적 현상이기 때문이다.

4. 고혈압과 비타민C

필자는 2001년 초 서울대 본부(관악캠퍼스)의 보직을 맡아 연건 캠퍼스를 떠났던 적이 있다. 그곳에서 근무하고 있을 때 다른 부서의 간부들이 의사인 나에게 간혹 혈압을 측정해 달라는 부탁을 하곤 했던 기억이 난다. 해부학을 전공하였지만 그래도 의사인 나에게서 무언가 도움을 얻을 수 있을 것이라는 생각 때문이었을 것이다. 임상의는 아니지만 늘 내 몸에서 일어나는 생리적 현상 혹은 나아가서 질병 현상들에까지도 관심을 가져온 터라 필자는 사무실에 일반인들도 흔히 사용할 수 있는 전자 혈압계 하나를 비치하고 있었다. 여러 간부들의 혈압을 측정해주다 보면 어떤 사람은 흔히 말하는 정상

범위의 혈압을 나타내는가 하면 어떤 이는 200mmHg에 가까운 높은 혈압을 나타내어 나를 긴장하게 만든 적이 있었다. 200mmHg에 가까운 혈압을 보인 그 간부는 평소에 본인이 혈압이 높다는 사실을 전혀 모르고 있었다. 결국 서울대학교 병원의 혈압 치료 전문가에게 소개가 되어 현재도 잘 치료 받고 있지만, 언제부터 혈압이 높았는지도 전혀 모르는 상태로 지내왔다는 사실을 지적하지 않을 수 없다. 모르긴 몰라도 많은 사람들이 일 년에 혈압 한 번 측정해본 적이 없기 때문에 본인이 고혈압 환자임을 모르는 상태로 지내고 있는 것으로 믿어진다. 그럼에도 그들은 큰 문제없이 잘 지내고 있다. 그렇다. 그것이 고혈압의 특징인 것이다. 혈압이 매우 높음에도 일상생활에 큰 문제가 없다는 것이다.

그러면 고혈압은 왜 무서운 것일까?

임상의들의 지적을 따르자면 높은 혈압을 오랜 기간 방치하면 결국 영락없이 동맥경화가 발생하기 때문이라는 것이다. 지속적으로 높은 혈압은 동맥 내피에 손상을 주게 되는데, 그 과정이 동맥경화 형성의 제일 전제 조건이라는 사실을 상기해보면 고혈압 환자에게 결국 동맥경화가 오게 되는 것은 결코 이상한 일이 아니다.

실제 주위를 돌아보면 이해하기 어려울 정도로 많은 사람들이 고혈압 관리를 하고 있다. 그리고 그분들의 연세가 지긋해지는 그런 시점이 되면, 영락없이 망막혈관의 동맥경화로 실명하기도 하고, 시력에 큰 장애를 갖게 되거나 혹은 콩팥 혈관이 망가져, 결국 투석으로 일생을 마감하는 일 등이 결국 동맥경화성 고혈압 환자들의 맨끝 현상임을 누누이 보아 왔다.

물리적 손상에 의해 동맥경화를 유도하는 고혈압과 비타민C는 과연 어떤 관계가 있을까?

조금 이야기를 구체화하자면 두 가지 측면에서 살펴 볼 수 있을 것 같다. 직접적으로는 비타민C가 고혈압에 어떤 영향이 있느냐 하는 것이고, 간접적으로는 비타민C가 동맥혈관에 어떤 영향을 미칠 수 있는가 하는 점이다.

첫 번째의 측면과 관련해서 1999년에 드디어 집요한 비타민C 연구자들 몇 명이 대단히 어려운 실험 결과를 발표한 바 있다. 즉 비교적 많은 양의 비타민C가 사람의 고혈압에 미치는 영향에 대한 실험 보고였다.

사람을 대상으로 하는 실험에서 학문적 가치를 인정받기 위해 갖추어야 하는 필수조건이 세 가지가 있음을 먼저 알아야 한다. 첫째는 실험대상을 무작위(randomized)로 추출해야 한다는 것이다. 실험자의 구미에 맞는 사람으로 마음대로 실험군을 선택하면 결과 도출 및 해석에서 임의적 해석이 가능하다는 이야기다. 둘째는 가짜 약(placebo-controlled)을 투여 받는 군이 반드시 있어야 한다는 것이다. 비타민C로 말하면 시큼하게 제조된 가짜 비타민C가 실험을 위해 사용되어져야 한다는 것이다. 셋째는 실험을 시행하면서 진짜 약과 가짜 약을 줄 때, 실험을 행하는 사람과 대상자 모두는 자기가 진짜 약을 먹는지 가짜 약을 먹는지 몰라야 한다(double-blinded test)는 것이다. 다시 말하면 사람을 가지고 행한 실험은 이 세 가지 조건을 충족시켜야 비로소 과학적 객관성을 인정받을 수 있다는 얘기다.

그야말로 꿈같이 위의 세 조건을 충족시키는 비타민C에 대한 연구결과를 보스턴 의대 연구팀과 라이너스 폴링 연구소의 학자들이 세계적으로 유명한 의학 학술지인 〈란셋(Lancet)〉에 발표하였는데, 그 내용은 비타민C가 고혈압 치료에 직접적인 효과가 있다는 것이다.

그 근거로 이미 앞의 서론에서 자세히 언급된 바 있는 비타민C가 일산화질소 합성효소(NO synthase)의 조효소 역할을 하기 때문에, 일산화질소(NO)의 생성을 촉진하여 혈관을 확장함으로써 혈압을 낮춘다는 사실을 확인한 논문이었다. 물론 이 실험이 몇 개월 정도의 짧은 기간의 결과를 관찰한 것이기 때문에 근본적으로 비타민C 자체가 오랜 기간 – 예를 들어 평생 동안 – 혈압저하 효과를 나타내는지에 대해서는 추가 연구가 필요할 것으로 생각된다. 그럼에도 불구하고 이 실험은 수많은 사람을 대상으로 한 학문적 요건을 갖춘 실험의 결과이기 때문에 그 의미가 매우 크다고 할 수 있다.

두 번째로 비타민C가 동맥혈관에 미치는 영향에 대해서 살펴보자.

미국 남가주 대학의 예방의학자가 잘못 보고하여 한때 전 세계를 놀라게 했던 일을 우리는 기억한다. 즉 비타민C를 많이 (하루에 0.5g) 복용하면 동맥경화가 생긴다는 보고였는데, 이는 실제로 동맥벽의 중간층(T. media)이 두터워져서 동맥의 탄력성이 커지는 등 동맥경화 형성과는 정반대의 결과임을 모르는 학자가 빚어낸 소동이었다(자세한 것은 252p 참조). 즉 비타민C는 적당량 복용하면 동맥혈관이 튼튼해진다는 점에서 고혈압 환자들에게 오히려 유익한 것이다.

이상의 결과 외에도 비타민C는 동맥 내피세포를 부단히 공격해서 상처를 주는 유해산소의 독성을 차단할 수 있는 능력이 있기 때문에, 고혈압으로 인한 혈관 손상과 그에 따라 최종적으로 나타나는 동맥경화를 막아줄 수 있다는 점에서 고혈압과의 관계를 부정할 수 없는 것이다.

– 혈압의 수치에 대한 실질적 이해

심장내과에 오는 모든 환자들, 혹은 뇌졸중 등 뇌혈관질환으로 치료받고 있는 환자들은 외래 진료에 앞서 반드시 혈압을 재고 오라는 지시를 받는다. 흔히 우리는 정상 혈압을 상징적으로 120/80이라 하는데, 이 수치의 의미를 알아야 고혈압에 대한 이해에 도움이 될 것으로 판단되어 잠시 설명한다.

우선 앞의 수치 120은 심장(특히 좌심실의 근육)이 수축할 때의 혈액이 나타내는 힘(수축기 혈압)을 의미하는데, 뒤에 붙는 단위를 살펴보면 조금 이해가 쉬워진다.

'120mmHg'

이는 수은(Hg)을 120mm 높이, 즉 12cm 높이로 쏘아 올릴 수 있는 힘을 의미한다. 이해가 쉬운 물을 생각해보자. 수은은 물보다 훨씬 무겁다. 그 비중이 13.54이니 결국 물보다 약 13배 이상 무거움을 의미한다. 결국 120mmHg란 물을 약 1.6m(12cm x 13.54=162.48cm) 이상 쏘아 올릴 수 있는 힘임을 알 수 있다. 그러니 우리가 서 있는 상황에서 정상 혈압으로 심장이 박출을 하면 심장에서 머리끝까지의 거리가 채 1m도 되지 않으니 충분히 뇌 속 구석구석에 혈액을 공급할 수 있는 것이다.

80이란 수치는 심장의 박출이 끝나고 다음 박출을 위해 대동맥판막을 닫고 좌심방의 혈액을 좌심실로 모을 때, 역류하는 혈액이 닫힌 대동맥판막에 미치는 힘(혈압)을 의미하며 이완기혈압이라 한다. 잘 살펴보면 이완기혈압은 대동맥과 같이 대형 동맥이 심장의 수축력에 의해 탄력적으로 늘어났다 다시 원래의 자리로 돌아올 때의 혈압이기 때문에 큰 의미는 없지만, 이완기혈압이 특이적으로 높다함은 대형 동맥이 동맥경화 등으로 뻣뻣해지면서 탄력성이 떨어지고 있음을 의미한다.

한편 수축기혈압의 관심 수치는 60 정도로 생각하는데, 이보다 낮을 때, 혈액을 60cm 정도 높이로 쏠 수 있는 힘이어서 단순 수치상으로는 문제가 없을 것 같지만, 동맥의 성격상 말단으로 갈수록 가늘어짐을 고려할 때 혈관의 저항을 고려해야 한다. 결국 수축기혈압 60의 힘으로는 서 있는 상태에서 뇌 속 구석구석까지 혈액을 보낼 수 없고, 유난히 산소 의존적인 뇌세포는 기능을 잃고 급기야는 죽음에 이르게 될 수도 있기 때문에 특별한 신경을 쓰지 않을 수 없는 상황이 되는 것이다. 이러한 중요성 때문에 응급실에 환자가 실려 오면 제일 먼저 측정하는 것이 혈압인 것이다. 즉, 수축기혈압이 60 근처라면 그야말로 정말 신속하게 수축기혈압을 그 이상으로 올리기 위한 조치가 수분 이내로 이루어져야 한다. 그래야 환자가 뇌사에 빠지지 않고 급기야 죽음에 이르는 것을 막을 수 있는 것이다.

– 비타민C를 통한 고혈압 환자의 성공적 관리 사례

오랫동안 비타민C를 복용하고 또한 주변에 권하면서 그것이 어떤 결과를 가져오는지 여러 사례를 경험하게 되었다. 그

중에서 가장 잊을 수 없는 경험은 장인의 눈과 관련된 에피소드임을 독자들에게 알리기 원한다.

　80년대 초 처음으로 만난 장인은 50대 중반의 마른 체격으로 외형상으로는 전혀 고혈압과 관련이 없을 것처럼 보였다. 그런데 실제 혈압을 재보니 240/180이나 되었다. 이완기혈압(아래 혈압)이 보통 사람의 수축기혈압(위의 혈압)보다 높은 악성 고혈압 환자로, 당시 작은 병원에서 치료를 받고 있었는데 전혀 치료 효과가 나타나지 않는 상태였다. 나는 즉시 서울대병원 순환기내과의 한 교수에게 부탁해 정기적인 고혈압 치료를 받게 했다. 그러자 치료를 시작한지 수일이 지나면서 혈압이 떨어지는 징후가 나타나기 시작했다.

　곧이어 장인은 어지럼증을 호소했다. 어쩌면 그것은 당연한 증상이었다. 240/180인 혈압을 150/100 가까이 떨어뜨렸으니 어지럼증이 나타나는 것이 당연할 수밖에 없었던 것이다. 거의 100에 가까운 혈압을 떨어뜨렸는데도 어지럽지 않다면 정상이라고 보기 어려울 것이다. 장인은 어지럼증으로 고생을 하긴 했지만, 몇 개월이 지나고부터는 어지럼증은 물론 혈압도 어느 정도 정상화됐다. 대략 150/100 정도에서 혈압이 안정되었던 것으로 기억한다. 계속해서 고혈압 치료를 받았음에도 이완기혈압은 100 이하로 떨어지지 않았는데, 전문가들은 그 이유를 혈관의 상태가 별로 좋지 않기 때문이라고 설명했다.

그러던 어느 날 장인으로부터 급한 전화를 받게 되었다. 갑자기 오른쪽 시야의 바깥 가장자리에 어둠이 드리워져 부분적으로 보이지 않는다는 것이었다. 앞을 보다가 갑자기 오른쪽을 보기 위해, 즉 횡단보도에서 길을 건너기 전에 오른편에서 차가 오는가를 확인하기 위해 머리를 빠른 속도로 돌리면 주변 시야의 잔상이 중심 시야로 이동되면서 갑자기 아무것도 보이지 않는 듯한 상황에 빠진다는 것이었다. 참으로 답답한 일이었다.

다음 날 서울대병원 안과에 입원해 시야 검사를 한 결과 장인의 설명대로 오른쪽 바깥 가장자리 시야에 결손이 있음을 발견했다. 이어 망막혈관 조영술을 통해 망막혈관들이 막혀 있는 것을 찾아낼 수 있었다. 이유는 찾아냈지만 당시로서는 뾰족한 치료 방법이 없고 다만 서서히 적응해 나가는 수밖에 없다는 안과 과장의 설명에 장인은 다소 절망하는 듯했다. 이후 장인을 포함해 처가의 모든 식구가 비타민C를 다량 복용하게 되었다.

그런데 2년 전 시야 결손 때문에 받은 안과 검사를 확인하기 위해 다시 시야 검사를 한 결과 놀랍게도 시야에 거의 아무 이상이 없다는 결과가 나왔다. 나는 검사에 무언가 오류가 있을 것이라고 생각했다. 왜냐하면 망막은 일종의 신경계와 마찬가지라 한번 손상된 세포는 재생되지 않기 때문이다. 따라서 결손된 시야가 회복된다는 것은 의학적으로 설명이 불가능한 일이었다. 이어 망막혈관 조영술을 다시 실시하니 놀랍게도 망막혈관 모두가 막힘없이 뚫려 있었다. 2년 전의 안과 과장도 차트를 자세히 살펴보았지만 2년 사이에 일어난 믿기 힘든 변화에 대해 설명할 길이 없다고 하였다.

그뿐 아니라 그동안 100 이하로 잘 떨어지지 않던 이완기혈압도 80까지 떨어져 있었다. 병실에서 혈압을 측정해보니 130/80으로 나왔던 것이다.

나는 곰곰이 생각해보았다. 지난 2년 동안 장인이 특별히 실천했던 일이 무엇일까? 사실 비타민C를 다량으로 열심히 복용한 것 외에는 특별한 조치를 취한 것이 없었다. 그렇다고 그 믿기 힘든 결과가 전적으로 비타민C의 복용으로 인한 것이라고 증명할 수도 없는 노릇 아닌가? 어쨌든 부분적으로 보이지 않던 눈이 보이고 정상화가 어렵던 혈압이 정상으로 돌아온 것은 분명한 사실이니 이를 어떻게 받아들여야 할지는 개개인의 판단에 맡겨야 할 것 같다.

이미 앞에서 비타민C가 혈관에 미치는 영향에 대해서는 자세히 설명했으므로 재설명은 하지 않을 것이다. 이제 무엇을 주저하겠는가? 필자가 30년이 넘는 세월 동안 많은 사람에게 비타민C를 복용하라고 열심히 권한 이유가 여기에 있다고 해도 과언이 아닐 정도로 장인에게 나타난 변화는 내게 강한 인상을 남겼다.

5. 당뇨병과 비타민C

2000년 12월 7일, 필자가 KBS 텔레비전의 한 프로그램에 출연한 이후 전국에 비타민C 사재기 열풍이 불어닥친 적이 있다. 방송 내용이 비타민C 복용으로 현대 의학도 손을 든 동맥경화성 질환 환자를 살린 이야기였기 때문이다. 비록 제한된 세 사람(친부와 장인, 장모)의 한정된 경험적 사실이었지만, 내게는 학문적으로 거의 확신에 가까운 현상이었기에 많은 사람에게 알려주고자 했던 일인데 그 반향이 아주 컸다.

오랜 기간 당뇨를 앓아 수개월밖에 살기 어렵다던 내 아버지는 비타민C를 복용하고 10여년을 더 사셨다. 그 이유를 어디에서 찾을 수 있을까?

장인과 장모도 같은 경우였다. 평생을 고혈압 치료를 받아오신 장인의 경우, 망막동맥의 심한 동맥경화로 한쪽 눈에 부분적 시력 상실이 왔다. 그런데 비타민C를 열심히 복용해 70~80%나 잃었던 시력을 거의 완벽하게 회복했다. 아버지나 장인 모두 동맥경화성 질환을 앓았고 또한 열심히 비타민C를 복용했다는 사실을 통해, 나는 비타민C가 동맥경화를 예방할 수 있고 심지어 부분적인 치료도 가능한 것이 아닌가 하는 생각을 하게 되었다.

　　1990년 초 우측 중간뇌동맥(right middle cerebral artery)의 완벽한 폐색으로 장모도 중풍으로 쓰러져 왼쪽을 거의 쓰지 못했는데, 이후 많은 양의 비타민C를 착실하게 복용하면서 완벽하게 회복되었다. 그 모든 기록은 지금도 서울대병원에 잘 보관되어 있다.

　　당뇨병은 더 이상 노인에게만 오는 질환이 아니다. 실제로 1970년에는 30대 이상의 1.4%가 당뇨로 고생하던 것이, 1990년에는 약 8%로 상승했고, 2000년에는 약 20%가 당뇨로 고생하고 있다는 보고가 나와있다. 얼마 전 뉴스에서는 전체 국민 중 10%인 400만 명이 현재 당뇨를 앓고 있다고 보도할 정도로, 당뇨는 현대인에게 만연하고 있는 만성 소모성 질환이다.

　말초혈액 내의 포도당이 온몸 구석구석에 존재하는 세포 속으로 전달되지 않아 생기는 당뇨는 흔히 내분비 질환으로 알려져 있다. 그 이유는 인슐린의 부족 혹은 부적절한 기능으로 당뇨가 온다고 보기 때문이다. 그러나 그 내용을 살펴보면 인슐린 부족에 의해서만 당뇨가 생기는 것이 아님을 알 수 있다. 즉, 당뇨에는 몇 가지 유형이 있다.

　실제로 혈중 포도당을 세포로 전달해주는 역할을 하는 인슐린 자체가 부족한 경우는 모든 당뇨 환자의 10% 미만이다. 이 경우를 인슐린 의존형 당뇨 혹은 소년형 당뇨라고 한다. 그리고 인슐린 자체가 부족하진 않지만 비만 등의 이유로 인슐린이 적절하게 작용하지 못해 생기는 경우를 인슐린 비의존성 당뇨 혹은 성인형 당뇨라고 한다.

　그 유형이 어찌되었든 포도당이 세포로 전달되지 못해 에너지 생성이 원활하지 못하고 혈중에 지나치게 많은 포도당이 존재해 발생하는 부작용이 당뇨병의 핵심을 이룬다. 따라서 당뇨병의 진단도 혈중에 포도당의 농도가 얼마나 되느냐로 이루어진다. 그렇다면 많은 사람이 당뇨병을 무서운 질환이라고 말하는 이유는 무엇일까? 그것은 당뇨의 합병증 때문이다. 당뇨병 전문의들에 따르면 높은 혈당치를 잘 관리하지 않은 채 수년을 지내면 영락없이 몇 가지 합병증이 발생한다고 한다. 흔히 거론되는 합병증으로는 말초신경합병증, 망막합병증, 콩팥합병증 등이 있다.

간혹 당뇨병을 오랫동안 앓던 환자의 다리 상처가 잘 아물지 않아 결국 다리를 절단해야 하는 지경에 이르는 것을 보기도 하는데 이것이 바로 말초신경합병증의 대표적인 사례이다. 망막합병증 역시 혈당 관리가 잘 되지 않는 일부 당뇨병 환자에게 나타나며 가끔은 이로 인해 실명하기도 한다. 이것은 오랫동안 방치한 고혈당에 의해 망막혈관에 동맥경화가 생겨 시각 작용이 일어나지 않게 된 것이다.

같은 맥락에서 보면 콩팥의 합병증도 결국 혈관 질환임을 알 수 있다. 콩팥에서 주된 기능을 담당하는 신사구체는 혈관 뭉치이다. 이 혈관 뭉치에 동맥경화가 생기면 콩팥의 고유기능인 혈액 여과 기능을 못하게 되고 이어 혈중에 독성물질이 쌓여 급기야 죽음에 이를 수도 있는 것이다. 결국 당뇨병은 그 치명성만을 고려할 때 내분비 질환이라기보다 혈관 질환이라고 해야 옳지 않나 하는 생각마저 든다.

듀크대학 메디칼센터의 E. C. Opara 박사 등은 '오랜 기간 당뇨병을 앓게 되면 왜 혈관에 문제가 생길까? 그 결과 망막 질환으로 인해 실명하는 환자도 있고, 어떤 환자는 콩팥의 사구체혈관이 막혀서 콩팥의 기능을 잃기도 하고, 때로는 말초 신경염으로 작은 상처가 치료되지 않아 발가락을 자르기도 하고, 조금 지나면 다리를 자르고 종국에는 생명까지 잃게 되는 이유가 무엇일까?' 하는 문제에 많은 관심을 가지고 실험을 시행하여 유용한 결과들을 발표하였다. 즉 당뇨 환자들의 혈액 속에는 정상인보다 유난히 항산화제(비타민C나 비타민E) 수치가 낮았다는 보고를 함으로써 낮아진 항산화제 때문에 당뇨 환자들의 혈관에 동맥경화가 잘 생길 수 있음을 암시하는 좋은 결과들을 보고하였다.

비타민C와 같은 항산화제의 혈중 농도가 낮아지면 왜 동맥경화가 올까? 앞에서도 여러 번 언급한 바와 같이 사람이 살기 위해 힘을 얻는 과정에서 필연적으로 유해산소(활성산소)가 생길 수밖에 없다. 그런데 이 유해산소들은 세포에서 생성된 후 혈관을 타고 온몸을 돌기 때문에 혈관 내피세포가 항상 유해산소의 공격에 노출되어 있다고 이야기할 수 있다. 즉 필연적으로 생긴 유해산소가 혈관내피에 눈에 보이지 않는 작은 상처를 내고 아울러 우리 몸속에 존재하는 콜레스테롤을 동맥경화를 일으키기 쉬운 산화된 콜레스테롤로 변질시킨다. 때문에 우리는 필연적으로 유해산소(활성산소)의 공격을 막을 수 있는 길을 생각하지 않을 수 없다. 그것이 바로 항산화제인 비타민C나 비타민 E의 복용인 것이다.

결국 당뇨병 환자들이 동맥경화를 막아줄 수 있는 항산화제의 지속적인 부족으로 인해 당조절이 잘 되지 않는 채로 5년, 10년을 보내는 사이, 작은 동맥혈관들 속에 앞의 설명에 따른 동맥경화가 생기면서 막히게 되는 것이다. 그 결과 망막질환, 콩팥질환이나 다리의 문제로 나타나고 경우에 따라서는 심한 고생 끝에 생명을 잃게 되는 것이다. 결국 비타민C와 같은 항산화제의 지속적인 복용만이 당뇨의 치명적 합병증을 막을 수 있다는 사실이 서서히 증명되고 있는 것이다.

이미 많은 연구 결과가 세포 차원에서 생긴 활성산소는 발생 즉시 해당 세포에 손상을 줄뿐 아니라, 혈중으로 나와 혈행을 타고 전신으로 돌아다니기 때문에 혈관내피 세포가 가장 심한 손상을 입는다고 보고하고 있다.

이와 더불어 높아진 혈당으로 인해 더 많은 활성산소가 생긴다고 할 때, 당뇨환자의 경우 고혈당을 오랫동안 방치하면 정상인보다 빨리 동맥경화가 진행될 수밖에 없다. 1997년 미국 당뇨병학회에서 당뇨 진단을 위한 혈당치 기준을 강화하고자 했던 것도 혈당의 철저한 관리가 당뇨병의 합병증인 동맥경화를 막는 데 중요한 역할을 한다는 것을 알았기 때문이다.

– 당뇨환자를 위한 제언

당뇨에 걸리지 않으려면, 혹은 당뇨에 걸려 있는 분들의 경우 어떻게 혈당 관리를 하는 것이 지혜로울까? 잘 알고 계신 것처럼 결국 당뇨를 앓고 있는 환자들은 적정한 혈당 관리가 최고로 중요한 덕목이라 할 것이다. 이를 위하여 세 가지 정도를 제언하고자 한다.

첫째는 먹는 일에 관한 것이다. 어떤 음식이든 먹으면 즉시 혈당이 올라가게 되어 있다. 전문가들에 의하면 갑자기 높이

치솟는 혈당이 반복될 때 혈당에 대한 인슐린의 반응에 서서히 내성이 생기면서 당뇨환자로 이행하게 된다고 한다. 그래서 먹는 음식의 혈당상승지수(Glycogenic Index; GI)가 매우 중요하다고 전한다. 당뇨환자들에게 흰쌀밥이나 국수와 같은 음식을 피하고 가급적 덜 가공된 곡물(예, 현미 등)을 권하는 이유는 전자의 음식들이 혈당상승지수가 매우 높아 만성적으로 반복되면 당뇨가 쉽게 온다는 것이다. 그에 반해 가공이 덜 된 곡물들은 위장 속에서 소화되는데 시간이 걸리기 때문에 혈당을 서서히 상승시켜 당뇨 발병의 문제를 완화할 수 있다는 이론이다. 혈당상승지수에 대한 이해는 고구마와 감자를 비교하는 것이 매우 실제적인데 단맛이 강한 고구마가 감자에 비해 혈당상승지수가 높을 것 같지만 실제는 감자가 고구마보다 혈당상승지수가 훨씬 높은 것으로 알려져 있다. 이는 고구마 속에 포함된 많은 섬유 때문에 혈당이 서서히 올라가기 때문이라 한다. 이때 절대 오해하지 말 것은 고구마가 혈당상승지수가 낮다는 사실만 갖고 마음 놓고 먹어서는 절대 안 되는 이유가 있다. 당뇨환자들이 기억해야 되는 지수가 있으니 혈당부하지수(Glucose Load Index; GLI)라고 하는 것인데, 이는 아주 쉽게 이야기하면 당질을 많이 섭취할 때 생기는 문제에 대한 개념이다. 아무리 천천히 혈당을 상승시킨다 해도 많이 섭취된 당의 문제도 궁극적으로는 비만의 문제로 이어지고, 만성화되면 당뇨와 같은 대사성질환으로 이어짐을 경계하는 개념이다.

한 가지 독자들의 정확한 이해를 구하고자 하는 것은 엄청난 문제가 있는 것처럼 매스컴을 통해서 다루어지는 설탕의 경우, 생각보다 혈당상승지수가 높지 않다는 것이다. 놀랍게도 흰쌀밥이나 감자 등 보다도 그 지수가 낮다. 그럼에도 섭취에 경계를 늦출 수 없다. 즉, 하루 종일 경계를 늦추면 자기도 모르게 엄청난 양의 설탕을 섭취할 수 있다는 점과 설탕 정제 과정 중에서의 화학적 오염이 문제가 되기에 설탕의 무분별한 섭취에 여전히 신중을 기할 필요가 있음을 알리기 원한다.

한편 시중에 많은 사람들이 당뇨 환자가 꿀은 먹어도 된다고 하는데 전혀 근거 없는 이야기는 아니다. 그 근거는 무엇일까? 꿀은 학술적으로 설명하면 대표적인 2당류다. 즉, 단당이 두 개 중합된 구조라는 말이다. 그런데 두 단당이 모두 과당(fructose)으로 과당의 혈당상승지수는 17에 불과하다. 포도당의 그 지수가 100임을 고려할 때 매우 낮은 수치다. 결국 꿀의 혈당상승지수는 (17+17)÷2=17이다. 그렇다면 비슷해 보이는 설탕은 어떤가? 설탕도 대표적인 2당류인데 포도당과 과당의 중합체다. 따라서 설탕의 혈당상승지수는 (100+17)÷2=58.5로, 90이 넘는 쌀밥이나 국수에 비해 혈당상승지수가 훨씬 낮다. 과당은 포도당보다 단맛이 훨씬 강하다. 따라서 꼭 단 것을 먹어야 한다면 설탕보다는 꿀을 이용하는 것이 유리하겠지만, 결국 혈당부하지수에서 항상 걸리게 되어 있어서 역시 당뇨환자들이 꿀 등의 단 음식을 먹는 데는 신중을 기해야 함을 다시 한번 강조한다.

요약하면 당뇨환자들은 음식을 드실 때 혈당상승인자를 먼저 고려해야 하지만 당의 섭취량에 대한 중요한 지수인 혈당부하지수도 반드시 신경써야 한다는 말이다.

당뇨환자 혹은 당뇨에 걸릴까 염려하는 현대인들에게 전하고 싶은 두 번째 제언은 음식으로만 혈당을 조절하는 것은 무리라는 이야기를 전하고 싶다. 반드시 운동을 해야 한다는 말이다. 비록 혈당 상승이 좀 가파르다 하더라도 올라 간 혈당이 운동을 통해서 즉시 사용될 여건이 마련되면 인슐린 내성은 쉽사리 오지 않기 때문이다.

운동의 구체적인 방법에 대한 언급은 피하고 원론적인 이야기를 전하자면, 유산소운동뿐 아니라 반드시 근력운동도 겸해야 함을 강조하기 원한다. 유산소운동이 중요함은 더 이상 언급할 필요가 없기 때문에 여기서는 근력운동에 대해서만 잠시 언급하겠다. 근력운동의 목적은 힘을 키울 뿐 아니라 몸의 구성에서 근육의 구성비를 높이는 일이다. 근육의 비중이 커지면 개인의 기초대사량이 현저하게 늘어난다. 같은 체중이라 하더라도 지방보다 근육의 비중이 큰 사람은 비교할 수 없을 정도로 기초대사량이 크기 때문에 같은 과식을 하더라도 남는 에너지가 적고 당대사가 원활하기 때문에 당뇨의 합병증으로부터 자유로울 수 있다. 참고로 근육 1kg이 사용하는 기초대사량은 30kcal인데 반해 지방은 5kcal임을 잊어서는 안 될 것이다.

마지막으로 드리고 싶은 제언은 항산화제의 대표격인 비타민C를 정기적으로 충분한 양을 복용해야 한다는 것이다. 그 이유는 당뇨의 최종 합병증인 동맥경화성 혈관질환을 일으킬 수 있는 활성산소 문제를 제일선에서 해결해주는 것이 비타민C이기 때문이다. 설령 과식을 한 후 운동을 하긴 했는데 좀 부족하여 혈당이 다소 높아 보통 때보다 증가된 활성산소의 공격을 받는다 하여도 충분한 양의 비타민C를 복용함으로 혈관 내피를 보호할 수 있기 때문이다. 구체적으로는 식사 때마다 2g씩, 하루에 총 6g의 비타민C를 복용해보자. 당뇨의 합병증 예방을 위해 복용한 비타민C는 동맥경화를 예방할 뿐 아니라 다른 건강까지 챙겨줄 것이다. 왜 그런 복된 일을 주저하는가!

6. 암과 비타민C

    역사적으로 볼 때 암은 사람들이 가장 두려워하는 질병 중 하나다. 필자가 의대에 재학하던 70년대 말에는 그야말로 암에 걸리면 곧 죽는다는 생각을 해야 할 정도로 거의 대부분 죽었기 때문에 암을 치명적 질환이라 부르기를 주저하지 않았다. 근자에는 암 환자가 전에 비해 훨씬 많아 보인다. 주위에 참으로 많은 분들이 암에 걸리고 이 질환과 처절한 싸움을 벌이는 현장을 너무나 자주 목격한다.

    그러면 과연 암 환자는 과거에 비해 많이 증가한 것일까? 증가한 것은 분명해 보이지만 현저하게 증가했다고 보지는 않는 것이 현재 의료계의 시각이다. 즉, 과거에 비해 암 진단의 도구들이 현저하게 발달되었으며 사회에 두루 퍼진 건강검진을 통한 조기 진단 때문에 급격하게 그 수가 늘어난 것으로 보이지만, 실제적인 증가는 그 정도가 아니라는 것이 대체적인 시각이다.

또 하나의 중요한 차이는 과거에는 암이 거의 불치에 가까운 치명적 질환이었지만 지금은 한 번쯤 싸워볼 만한 질환이 되었다는 사실이다. 실제 의술의 발달로 암의 완치라는 축복을 향유하는 사람이 늘고 있다. 그러나 실제 암을 전문적으로 치료하거나 연구하는 분들의 시각에는 다소 차이가 있다. 지난 50년간 암 치료에는 눈에 띄는 발전이 없었다는 이야기를 구체적인 수치를 들어가며 이야기하는 사람도 있다. 특히 투여한 연구비나 노력에 비해 그 발전 속도가 늦다는 데는 의견의 일치를 보이고 있다.

그러면 요즘에 암으로부터 완치 판정을 받는 사람들은 무엇이란 말인가? 조기 발견의 경우가 많아진 것이 가장 큰 이유라 할 것이다. 좀 구체적으로 이야기하자면 조기 발견의 경우 대부분 수술적 치료가 가능하고 수술이 가능한 경우 거의 대부분 산다. 암의 종류에 따라 다소의 차이는 있지만 위의 현상은 사실이라 믿어진다. 그 이야기는 암 치료술이 발달되었다고 이야기하는 현재에도 말기암의 치료는 사실상 거의 불가능함을 의미한다. 실제 암 치료 전문가들에 의하면 일단 수술이 불가능해 화학적 항암치료에 들어간다면 거의 대개의 경우 그 치료의 목적이 생명연장이라고 솔직하게 이야기하곤 한다. 그렇다. 말기암의 경우 21세기를 맞고 있는 초 현대시대에도 대책 없기는 마찬가지여서, 지난 50년간 암 치료에 별 진전이 없다는 것이 일부에서 자조적 이야기가 나오는 이유다.

조기 발견을 놓쳐 수술이 불가능한 경우 화학적 항암치료를 하게 되는데, 여기에는 세 부류가 있음을 언급하고자 한다.

1세대 항암제라 일컫는 독성이 매우 강한 항암치료는 대개 암세포가 급속하게 증식한다는 성격에 초점을 맞추어 개발된 약제들을 의미한다. 이 치료법은 암세포를 가장 잘 죽이지만 동시에 정상세포 중에 끊임없이 증식하는 성격을 갖는 골수세포나 상피세포(피부세포, 장상피세포 등) 등도 무차별적으로 죽이기 때문에 심각한 부작용이 문제다.

분자생물학의 발달에 따라 암세포에 대한 분자수준에서의 특성 연구는 2세대 항암제의 출현을 가능하게 하였다. 2세대 항암제는 정상세포가 암세포화를 위해 거치는 중요한 화학적 과정을 주도하는 물질을 억제함으로써 더 이상 암세포화되지 못하도록 하는 치료법으로, 1세대 항암제가 보였던 치명적인 부작용을 현격하게 줄였고 그 효과도 경우에 따라 탁월한 것으로 평가받았다. 하지만 어느 정도 치료가 반복되면서 반드시 내성이 생기게 된다는 점과 예측하지 못한 부작용이 발생할 수 있다는 문제점을 드러냈다. 2세대 항암제는 다른 말로 표적항암제라고도 한다.

　아직 그 효능이 보편화되지 않았지만 꿈의 3세대 항암제는 면역기능을 조절함으로 가장 특이적으로 안전하게 암세포만을 죽일 수 있다는 이론을 제시한 면역항암제라 할 수 있다. 아직 초보단계이지만 활발하게 개발이 진행되고 있는데, 암백신이나 수지상세포 등을 이용한 항암면역증강치료술 등이 이에 해당한다. 아직 지극히 초보단계라고 이야기할 수 있다.

　현실적으로는 말기에 해당하거나 전이가 된 경우, 일단 1세대 항암제로 암세포를 직접 죽이는 시도를 하고, 반응을 보아가면서 표적항암제인 2세대 항암제를 쓰는 것이 최근의 임상 현실이다. 요약하자면 분명 암 치료에 진전이 있었던 것은 사실이지만 말기에 가까운 진행성 암에 대해서는 아직도 가야 할 길이 멀다 하겠다.

그러면 비타민C와 암 치료 사이에는 어떤 관계가 있을까? 사실 꽤 오래 전부터 비타민C 자체가 항암기능을 보인다는 보고가 있어 왔다. 특히 1970년대에 라이너스 폴링 박사가 거대용량의 비타민C를 주장한 이후 카메룬 등의 꽤 많은 임상의사들이 이에 호응하여 암환자들에게 거대용량의 비타민C를 사용하게 하여서 긍정적인 결과와 부정적인 결과 모두 보고된 바 있다.

그러나 미국 미네소타 주 로체스터에 소재하는 메이요클리닉(Mayo clinic)을 중심으로 한 의료계에서의 부정적 임상실험 결과는 그 실험이 근본적으로 잘못되었음에도 불구하고 세계 최고의 의학 권위지인 〈뉴 잉글랜드 저널 오브 메디슨(New England J. of Medicine(NEJM)〉지에 실림으로써 이후 의료인들의 비타민C 효능에 대한 부정적 시각과 보도의 중심이 되어 버렸다. 내용인즉, 거대용량(10g)의 비타민C를 암환자에게 경구

복용시켰을 때 전혀 치료 효능이 없었다는 결과를 완벽한 임상 실험(무작위 표본추출, 위약 사용, 양맹법 적용)을 통해서 '효과 없음'의 결론을 내렸다는 것이다. 그 결과가 상기 잡지에 실리게 되어 지금도 금과옥조처럼 영향력을 발휘하고 있다.

안타깝게도 비타민C의 경구복용은 아무리 양을 늘려도 일정한 혈중농도(250µM)를 넘을 수 없고, 그 농도에서는 절대 암세포를 죽일 수 없다는 사실을 모르는 임상의사들이 실험을 수행하였다는 점에서 부정적 결과는 이미 충분히 예견된 것이었다. 다시 말해, 폴링과 카메룬 등이 경구복용이 아닌 정맥주사를 통해서 비타민C의 혈중농도를 메이요클리닉(Mayo clinic)의 임상의사들이 사용한 경구복용의 10배 이상, 즉, 혈중농도 1mM 이상의 농도에서만 암세포가 치료될 수 있다는 논문을 발표했음에도 이를 무시하고 비타민C의 정맥주사에 의한 부작용을 염려하여 혈중농도에 한계가 있는 경구복용으로만 시행한 실험의 오류였던 것이다.

이러한 역사적 배경을 고려하여 필자는 비타민C의 항암효과에 대한 논쟁에 대한 답을 부분적으로라도 얻기 위해 참으로 오랜 기간 많은 실험을 하였고, 급기야 1mM 이하의 농도

에서 갖는 비타민C의 항암효과와 1mM 이상에서의 항암효과
의 차이에 대한 분명한 과학적 근거를 찾아 권위 있는 세계적
잡지에 게재하기에 이르러 잠시 소개하고자 한다.

실험에 의하면 1mM 이하의 비타민C는 암세포를 직접 죽
일 수 있는 능력은 없고 다만 암세포들이 인체의 면역기전을
무력화시키는 면역회피기전을 파괴함으로 암 예방이나 암 전
이를 일부 막을 수 있는 근거를 발표하였다. 이 경우는 거대
용량의 비타민C를 경구복용하였을 때 기대되는 비타민C의
효능이라 할 수 있다.

반면 정맥주사로 실현이 가능한 1mM 이상의 농도에서는
비타민C가 직접 암세포를 죽일 수 있음을 밝혔다. 그 기전도
몇 가지가 있는 것으로 드러났는데, 너무나 흥미롭게 비타민C
가 전형적인 효능인 항산화제로서 암세포를 죽이는 것이 아
니라 반대로 산화촉진제의 역할로서 암세포를 죽일 수 있다
는 사실을 처음으로 밝혀낸 것이다. 이어 세계적 비타민C의
연구가인 마크 레빈(Dr. Mark Levine) 등도 비슷한 연구결과를
발표했는데 심지어 그 구체적인 기전의 일부를 확실하게 밝
혀서 보고한 바 있다.

그밖에 비타민C가 철분의 대사를 방해함으로 암세포를 죽일 수 있음을 우리 실험실에서 90년 중반에 보고하였는데, 최근에 미국의 큰 병원에서 악성종양(교모세포종과 비소세포성 폐암) 환자에게 정맥주사를 통해서 거대용량을 투여했을 때 철분대사에 문제가 생겨 암세포가 사멸됨을 기초실험에서부터 임상실험까지 곁들여 시행한 후 세계 최고의 암전문지(Cancer Cell, Impact factor 38)에 기고한 바 있다. 이 실험은 그동안 거대용량의 비타민C를 정맥주사로 투여하는 것을 공론화하지 못했던 미국 임상의학계에 커다란 파문을 일으켰다.

이제는 더 이상 비타민C의 항암효과에 대해서 의심할 수 없는 단계에 이르렀고, 명실상부하게 항암치료제의 하나로 비타민C가 분명하게 자리매김한 것이 현실이다.

이러한 분명한 연구결과에도 불구하고 비타민C와 관련된 지금까지의의 항암연구 결과들을 보면 궁금한 점이 하나 있는데, 그것은 비타민C가 모든 암에 효과가 있지 못하고 선별적으로 작용하고 있는 것이 분명하다는 사실이다. 그 이유는 무엇일까? 이에 대해 필자의 연구실에서 아주 중요한 단서를 찾아서 최고의 암 전문잡지에 논문을 게재한 바 있다.

바로 유방암에 대한 연구이다. 이 연구를 통해 유방암에는 여러 종류의 암세포주가 존재하는데 거대용량의 비타민C를 반응시켰을 때 잘 죽는 암세포주가 있는가 하면 잘 죽지 않는 암세포주가 있음을 확인하였고, 이때 두 암세포주 사이에 중요한 차이가 있음을 발견하였다. 즉, 한 세포주는 SVCT2라는 비타민C 수용체 단백질을 세포 표면에 많이 발현하고 있고 다른 한 세포주는 발현하지 못하고 있는데, 많이 발현하고 있는 세포주는 비타민C 치료에 좋은 반응을 했고, SVCT2를 발현하지 않는 암세포주는 비타민C 치료에 거의 반응을 하지 않았다. 이에 우리 연구실은 각각의 암세포주로 면역결핍 생쥐에게 암을 발생시킨 후 복강을 통해 거대용량의 비타민C를 투여하여 치료 결과를 관찰하는 동물생체 실험을 수행하였다. 그 결과 암세포주를 이용한 시험관 내 실험 결과와 정확하게 똑같은 현상이 관찰되어 향후 유방암의 치료에 비타민C가 큰 도움이 될 수 있는 중요한 임상적 단서를 제공한 바 있다.

결론은 결코 비타민C가 항암치료의 전가의 보도는 아니지만 상당히 의미 있는 효능이 있음이 도처에서 밝혀져 그 가치에 의문의 여지가 없기에 암 환자들이 최대한 활용할 수 있기를 기대해본다. 특기할 것은 기존의 항암제와는 달리 거의 주목할만한 부작용이 없다는 사실이다. 오히려 암 환자의 전신 상태를 호전시키기 때문에, 특히 말기 암 환자의 삶의 질을 부가적으로 증진시킬 수 있다는 사실에 더욱 주목해야 할 것이다.

암 치료 전문가들에게는 기존의 1세대 혹은 2세대 항암제와 비타민C로 암 환자들을 병합치료하는 방안을 적극 권해본다. 아울러 평상시에 복용하는 충분한 양의 비타민C는 암이 발병하는 것을 부분적이나마 예방하는 효과가 있음을 기억하고, 일단 암 환자라면 기존의 항암치료에 비타민C 정맥주사를 적극적으로 고려할 것을 강력히 권해드린다.

7. 간과 비타민C

1988년 여름으로 기억한다. 원래 크고 작은 질병으로 젊은 시절부터 고생해 오신 장인어른이 피를 토하며 서울대병원 응급실에 실려가셨다. 결국 중환자실까지 가서 출혈이 되고 있는 식도의 혈관들을 지혈시키기 위해 담당 인턴 선생과 밤을 새우며 고생했던 기억이 새롭다. 본태성 고혈압에 간까지 나쁘신 분에게 간경변의 마지막 증세가 나타나신 것이다.

간경변이 오면 간이 경화가 되면서 소화관에서 유래하여 간으로 몰려가던 많은 정맥혈이 간으로 들어가지 못하고 우회로를 택하게 되는데, 그곳이 바로 식도정맥이다. 평소에 적은 양의 혈액이 지나가는 식도정맥에 간에서 우회되어 오는 혈액이 몰아닥치니 그 양이 늘어나게 되고, 시간이 지나면 식도정맥의 수용한계를 넘어서기 때문에 정맥이 확장된다. 그 결과 정맥벽이 점차 얇아지면서 아주 미세한 부딪힘에도 혈관이 터지는 일이 발생한다. 게다가 간이 나쁜 환자는 응고 시스템에 문제가 생기기 때문에 혈관이 더욱 약해질 뿐 아니라 응고가 잘 안 되어 지혈도 어렵다. 식도라는 곳은 어떤 형태의 음식이든 위장으로 들어가기 전에 반드시 통과해야 하는 긴 관 구조물이다. 결코 아주 넓은 관으로 음식이 통과하는 것이 아니라 좁은 관 벽 속에 있는 근육의 수축(연동운동과 분절운동)에 의해 음식물이 식도로 전달되는 것이다. 그러니 간경변 환자의 간정맥은 약화되고 확장되어 잘 터지기 마련이고 그 지경에 이르면 길어야 6개월 정도의 여명을 생각하는 것이 임상 현실이다. 그럼에도 불구하고 장인어른은 우여곡절 끝에 지혈이 잘 되어 무사히 퇴원하셨다. 그 이후에도 또 다시 약간의 출혈이 반복되긴 했지만 그때마다 지혈이 잘 되면서 고비를 넘기신 기억이 난다.

꼭 짚고 넘어 갈 사실은 다름 아닌 비타민C 복용에 대한 내용이다. 필자가 1986년부터 본격적으로 비타민C를 복용하고 장인어른께도 1987년부터 권해 드렸으니 1년 가까이 비타민C를 드시고 계신 때였다. 유난히도 사위의 의사로서의 지시를 잘 이행하셨던 분이 장인어른이시다.

그 당시 주치의였던 국민 간(肝) 박사 김정룡 교수(몇 해 전 식도암으로 돌아가심)는 필자에게 "자네 장인어른은 좀 특이하시네"라고 이야기하신 기억이 새롭다. "저렇게 빨리 출혈의 문제가 해결되기 어려운데…" 김 교수님이 정년하신 후에 이효석 교수님이 새 주치의로 장인어른을 돌보셨는데 2002년 어느 날 나를 부르시더니, "이 교수, 이제 장인어른께서 간 때문에 더 이상 병원에 오실 필요 없네. 간 기능이 이제 정상이 되셨네."라고 하시는 것이었다.

분명 무언가가 간을 회복시켜왔음에 틀림없는데 그게 무얼까? 그저 우리 장인어른이 운이 좋으신 것이었을까? 확실한 것은 다른 간경변 환자가 하지 않은 일이 하나 있다면, 그것은 매일 하루에 6g씩(매 식사때마다 2g씩) 비타민C를 정말 착실하게 드셨다는 것이다. 이 점 외에는 특별한 것이 없었다. 의과학자인 필자에게는 보통의 도전이 아니었다. 결국 이를 실험으로 확인해보기로 한 것이다.

보통은 동물실험의 결과를 사람에 적용하여 궁극적으로 환자에게 쓸 수 있는 새로운 약제가 개발되는 것인데 필자는 그 과정을 거꾸로 적용해보기로 한 것이다. 마침 필자의 실험실에는 사람처럼 스스로 체내에서 비타민C를 합성할 수 없도록 유전자 조작을 한 생쥐모델이 있었기에 즉시 실험에 들어갈 수 있었다. 세 개의 군을 설정하였다. 1) 비타민C를 정상적으로 합성하는 정상 생쥐 군, 2) 비타민C를 체내에서 합성할 수 없는 생쥐 군, 3) 비타민C를 체내에서 합성할 수 없지만 식수에 충분한 양의 비타민C를 녹여 보충해 준 생쥐 군으로 나누고 모두 실험적으로 간을 손상시켰다. 그리고 회복되는 양상을 관찰했을 때 2군, 즉 비타민C를 체내에서 합성하지 못하는 생쥐에서만 간 손상이 회복되지 못했고, 나머지 두 군에서는 아무 문제없이 간이 완벽하게 회복됨을 관찰하였다. 아울러 이 과정에는 중요한 염증 관련 면역학적 과정이 관여함을 밝혀 세계적으로 최고의 권위지에 발표하였다.

이 실험에 장인어른의 간을 돌보던 서울대병원 간 전공 교수들이 같이 참여했음은 물론이다. 이후 이들 서울대병원 간 전공 교수들은 비슷한 실험을 통해서 비타민C가 부족한 상태에서 간이 회복되는 과정에 유난히 콜라겐 단백질을 원료로 하는 섬유질이 증가하는 것을 관찰하였고, 간 손상 후 비타민 C가 부족한 상태에서만 간병변이 유도됨을 밝혀서, 간경변 예방을 위해서는 충분한 양의 비타민C 보충이 반드시 이루어져야 한다는 사실을 세계 유수한 잡지에 두 편의 논문을 통해 발표하였다.

참으로 안타까운 것은 이러한 분명한 과학적 근거가 발표되었음에도 많은 내과의사들은 간이 나쁜 환자에게 충분한 양의 비타민C 복용을 절대 금하고 있다는 점이다. 바라기는 이 책의 편찬을 통해서 많은 의료인이 손상된 간의 정상적 회복을 위해서는 충분한 양의 비타민C가 적극 권장되어야 함을 알게 되기를 강력히 희망한다.

8. 치매와 비타민C

　한 보건 전문가의 설명에 의하면 질병에 의한 사회적 비용이 가장 큰 질병이 바로 치매라고 한다. 치매의 특성상 환자가 학습, 언어, 기억 등의 인지능력의 장애로 전혀 예기치 못한 뜻밖의 행동을 하기 때문에 반드시 돌봄 인력이 필요할 뿐 아니라, 24시간 동안 한시도 관찰 보호를 늦출 수 없어서 가족은 물론 돌보미 인력도 감당하기 어렵다는 지적이다.

　외출 후 집을 찾지 못하는 경우는 치매환자에게 매우 흔한 일이다. 필자도 어린 시절 심한 치매에 걸린 친할머니가 집을 나간 후 돌아오시지 않아 경찰에 신고해 간신히 찾았던 기억 뿐 아니라, 용변을 보신 후 그 배설물을 온 집안 벽에 바르셔서 집안에 화장실 냄새가 진동했던 기억이 생생하다.

2000년대 들어서면서 불행하게도 치매환자는 급속히 늘고 있다. 아마도 새로운 치매발생의 요인이 생겨서라기보다는 100세 가까이 장수하는 사람들이 많아지고 있기 때문으로 풀이한다. 치매는 나이가 들수록 발병의 가능성이 높아지는 전형적인 노인질환이기 때문이다. 그러나 과거와는 달리 50대 치매 환자도 종종 발견되고 있기 때문에 실제 눈에 띄는 증가가 있다는 사실은 부인하기 어려울 듯하다.

치매는 어떤 원인에서든 뇌손상으로 인해 기억력 등의 인지 능력이 크게 떨어져 정상적 생활이 어려운 질병으로, 복합질환이다. 이러한 복합질환을 유도하는 뇌병변에 따라 치매는 크게 세 종류로 나눈다. 알츠하이머 치매와 혈관성 치매, 루이체 치매로 나누는데 알츠하이머 치매가 약 절반을 차지하고, 혈관성 치매는 10%를 약간 상회하는 것으로 알려져 있다. 루이체 치매는 일반인들에게는 익숙하지 않은 치매인데, 다른 말로 비전형적 파킨슨증후군이라고도 한다. 파킨슨병과 다른 점은 도파민 부족 현상이 없다는 것과 파킨슨병이 중추 신경계 이상으로 발병하지만, 파킨슨증후군은 자율신경계의 이상으로 온다는 점이다. 이 증후군은 노인에게만 주로 오는 운동계 이상 질환인 파킨슨병과는 달리 나이에 상관없이 전 연령층에서 발병하고 그 예후도 더 나쁘다는 점이 차이다. 그런데 그 증상군 속에 치매의 증상인 기억력, 특히 공간 감각의 상실이 특징적 증상인 질환이다. 앞에서 설명한 바와 같이 어떤 이유에서든 뇌의 손상이 치매의 원인이라 했는데, 실질적으로 가장 많은 뇌손상의 원인은 산화적 손상이라는 점에 대해 전문가들 사이에 이견이 없다.

뇌의 산화적 손상 가능성에 대해서 살펴보자. 뇌는 체중비로 보면 전체 체중의 약 2%에 해당한다. 그런데 에너지 사용 비중은 이에 약 10배에 달한다. 즉, 인체가 사용하는 산소의 약 20%와 섭취한 포도당의 약 25%를 뇌가 전적으로 사용한다. 그 결과 단일 장기로서 가장 많은 양의 활성산소가 발생하는 장기가 바로 뇌다. 전문가들의 지적에 의하면 만일 이렇게 폭발적으로 뇌에서 발생하는 활성산소를 적절히 제거해주지 못한다면 인간은 평균 20년도 살기 힘들다고 설명한다. 그런데 실제 인간은 100년 가까운 수명을 누리고 있지 않은가?

이것은 무언가가 뇌에서 폭발적으로 발생하는 활성산소의 독성을 해결하고 있다는 사실을 암시한다.

　몇 해 전 발표된 논문에 의하면 그 해결사의 가장 근접한 후보가 비타민C 라는 것이다. 그 근거를 제시할 수 있었던 것은 신경세포 속의 비타민C 농도를 재는 기술이 개발되면서부터다. 즉, 신경세포 속의 비타민C 농도를 측정한 결과, 혈중농도의 약 200배(혈중의 비타민C 평균농도는 50uM인데 뇌세포 속은 10mM)였으며, 뇌 속에 존재하고 있는 세포들 중 신경세포를 보호하거나 돕는 세포들의 비타민C 농도는 2mM로 정확히 산소 사용량과 비례하고 있다는 사실이다. 쉽게 설명하자면 산소를 많이 사용하는 신경세포에서는 많은 양의 활성산소가 발생하니 많은 양의 비타민C가 존재하고, 신경세포의 약 1/5의 산소를 사용하는 신경계 보호세포에는 그의 1/5인 2mM이 존재한다는 말이다. 더욱 주목할만한 사실은 치매환자의 뇌 속의 비타민C 농도가 비슷한 연령대의 정상 노인들의 뇌 속 비타민C 농도보다 현저하게 낮아져 있고, 심지어는 혈중농도도 치매환자가 낮다는 사실이다. 이러한 사실만으로도 치매예방을 위해 충분한 양의 비타민C를 평소에 따로 복용하는 것의 중요성은 충분히 설명된다고 할 수 있다.

몇 해 전 돌아가신 필자의 어머니는 94세로 소천하셨지만 돌아가시기 전까지 평생 농사일을 하셔서 허리를 쓰시지 못해 거동이 불편한 점 외에 지병이 없으셨고, 아무에게도 임종을 허락하지 않으시고 천사처럼 주무시다 새벽녘에 돌아가셨다. 살아 계신 동안에도 가족들에게 치매가 의심될 정도의 허튼 말씀을 단 한 마디도 하지 않으셨을 뿐 아니라 기억력 또한 전혀 손상되지 않아 TV 시청으로 알게 된 최근의 소식과 수십 년 전의 피난시절의 이야기에 이르기까지 두루 정담을 나누시는 등 정말 지극히 정상적인 삶을 사시다 하늘나라에 가신 바 있다. 두말 할 나위 없이 거의 30년 동안을 한 끼도 빠지지 않고 충분한 양의 비타민C를 복용하셨음은 더 이상 언급이 필요하지 않은 사실이다.

치매와 관련하여 장모이야기도 빼 놓을 수 없다.

거의 30년 전 뇌경색(서울대병원 의무기록지에 의하면 '우측 중간 뇌동맥 완전 폐색')으로 쓰러져 천신만고 끝에 퇴원하셨지만 한쪽을 잘 쓰지 못하는 상태로 불편하게 지내시다 기적적으로 회복하여 현재는 감각이나 좌우의 운동 능력에 차이가 없을 정도로 건강하시다. 현재 80대 중반임에도 불구하고 치매를 의심할 만한 인지능력의 장애가 전혀 없으실 뿐 아니라 혼자 사실 정도로 건강도 완전하게 회복하셨다. 당연히 지난 30년 가까이 하루 9g(매끼 3g씩)의 비타민C를 한 끼도 빠지지 않고 드셨음은 두말 할 나위 없다. 지적하고 싶은 내용은 장모의 어머니(내 아내의 외할머니) 이야기다. 필자가 결혼하였을 당시 70대 초반이셨는데, 치매증세가 매우 심하셨고 끝내 70대 중반을 넘기지 못하고 돌아가셨다. 장모는 그 어머니의 첫째 딸이다. 치매의 유전성은 그 중요성을 무시하기 어렵다는 것이 전문가들의 지적이다.

한 분은 비타민C를 평생 단 하루도 드신 적이 없고, 한 분은 비타민C를 30년 가까운 세월 동안 단 한 끼도 빠짐없이 잘 복용하셨다는 점을 독자들은 기억해야 할 것이다.

9. 피부와 비타민C

　많은 사람들이 아직도 비타민C에 대한 부분적 지식을 전체인 양 알고 있다. 매우 안타까운 사실이다. 일례로 필자가 의과대학을 다닐 당시 배운 내용을 회상해보면, 비타민C가 괴혈병을 예방해주는 그 기전을 단순히 콜라젠이라는 단백질 합성을 도와주기 때문인 것으로 배웠던 기억이 난다. 아직도 의과대학 1학년 학생들을 위한 교과서인 조직학 교과서에는 콜라젠 단백질 합성이 비타민C의 유일한 기능인 양 서술되어 있음을 볼 수 있다.

　만일 비타민C의 기능을 콜라젠 단백질 합성에만 국한한다면 이런 의문이 생긴다. '비타민C가 풍부한 식물들에서의 비타민C의 역할은 과연 무엇일까?' 이러한 질문이 나오는 이유는 식물에는 유감스럽게도 콜라젠이라는 단백질이 전혀 존재하지 않기 때문이다.

지구상에 수없이 존재하는 많은 식물들은 동물과 달리 움직일 수가 없다. 즉 넓은 들판에서 뜨겁게 내리쬐는 태양빛을 피할 방법이 없다. 태양빛 중에 자외선은 생물체에 대단한 산화적 손상을 입히는 것으로 알려져 있다. 이 산화적 손상에 대해서 식물들은 항산화제의 대표인 비타민C로 방어를 하고 있는 것이다. 이 사실은 사람 피부의 표피에서도 같은 일이 일어날 수 있다는 이야기다.

사람은 햇볕이 뜨거우면 일차적으로는 움직여서 피할 수 있기 때문에 자외선에 의한 피부의 산화적 손상을 피할 수 있다. 그러나 부득이하게 햇볕에 노출될 수밖에 없을 때 피부는 손상을 받게 되는 것이다. 따라서 많은 피부과 의사들은 가급적이면 피부가 햇볕에 직접 노출되는 것을 피하라고 권유한다. 피할 수 없을 경우 자외선 차단제를 피부에 바를 것을 권하는데, 이는 자외선을 물리적으로 차단하는 방법, 즉 그늘로 피하는 것과 같은 효과를 기대할 수 있기 때문이다.

이에 반해 피부에 비타민C 연고를 바를 수 있다면 이때 비타민C는 식물에서와 마찬가지의 기전으로 자외선에 의한 산화적 손상을 막아줄 수 있다. 이때의 방어기전은 자외선 차단제와는 달리 화학적 방어임을 알 수 있다.

이제 피부에서 비타민C의 일차 기능이 표피를 보호하는 것이라는 사실을 알았으리라 믿는다. 비타민C의 표피에서의 기능은 여기에서 멈추지 않는다.

피부암에 걸린 사람들을 대상으로 피부 면역기능을 조사해보면 거의 90% 이상의 환자에서 면역기능이 감소되어 있음을 관찰할 수 있다. 즉 피부가 태양광 중 자외선에 많이 노출되면 피부 면역기능이 억제된다는 사실이다. 흥미롭게도 이러한 환자에게 비타민C를 국소적으로 공급해주면 면역기능이 다시 항진되는 것을 관찰할 수 있다. 결국 피부에서 비타민C의 또 다른 기능을 암시하고 있는 것이다.

피부의 구조는 비교적 단순하다 할 수 있다. 앞에서 바로 언급한 표피 외에 그 바로 아래에는 진피가 있다. 계속해서 세포가 증식하고 혈관이 전혀 존재하지 않는 표피에 비해 진피는 혈관이 풍부하게 존재하고 있고 많은 결합조직으로 구성되어 있어서 피부에 탄력성을 부여한다. 피부의 노화는 앞에서 설명된 표피에서의 손상뿐 아니라 진피에서의 변화로 설명할 수 있는데, 진피를 가득 채우고 있는 콜라젠이라는 단백질의 변화가 그 대표라고 할 수 있다. 즉 나이가 들어감에 따라 우리 몸에서 대사의 결과로 생기는 각종 유해산소들에 의해서 콜라젠 단백질의 양이 급격히 줄어들고, 이러한 이유로 피부에 비교적 큰 주름이 생기는 것으로 알려져 있다. 이에 반해 피부의 잔주름은 또 다른 결합조직 섬유인 탄성섬유의 양이 줄어들기 때문인 것으로 알려져 있다. 많은 경우 산화적 손상으로 이 단백질들이 감소하는 것으로 알려져 있는데, 혈액을 통해 혹은 국소적 도포를 통해서 비타민C가 공급되면 진피에서의 이러한 산화적 손상을 막아준다. 뿐만 아니라 콜라젠 합성을 도와주기 때문에 피부노화를 지연시킬 수 있다.

그러나 안타깝게도 피부의 진피는 우리 몸 전체로 볼 때 생명에 직결되어 있지도 않거니와 그 중요성으로 볼 때, 우선순위에서 상당히 뒤로 밀리는 부위라고 볼 수 있다. 즉 혈액의 공급 정도가 상당히 유동적인 곳이다. 달리 이야기하면 혈액을 통한 비타민C의 공급이 미흡하다는 이야기다. 이에 최근 비타민C를 피부에 국소적으로 공급하는 연고 및 화장품 개발이 한창 진행 중에 있고, 일부에서는 이미 제품으로 개발되어 각광을 받고 있다.

그러면 왜 그동안 피부에 바르는 비타민C 제재의 개발이 이루어지지 못했는가? 거기에는 몇 가지 이유가 있다.

첫째는 비타민C를 피부에 어떻게 침투시키느냐 하는 것이고, 둘째는 비타민C의 안정성이다. 잘 아는 바와 같이 피부의 표피층은 5층의 세포층으로 이루어져 있는데 전혀 다른 조직이 개입되어 있지 않고 오로지 세포로만 구성되어 있다. 그리고 세포를 둘러싸는 세포막은 인지질로 되어 있어서 소위 물을 싫어하는 소수성을 띤다. 그런데 반해 생체 내에서 반응할 수 있는 비타민C는 L-ascorbic acid로서 화학적으로 친수성을 띠기 때문에 피부의 표피층을 전혀 통과할 수 없다. 또한 비타민C는 빛에 매우 약하기 때문에 연고나 화장품의 형태로는 짧은 기간밖에 보존할 수 없기 때문에 상품화에 어려움이 많다고 보고 있다. 침투의 문제를 해결하기 위해 L-ascorbic acid에 지방산의 일종을 결합시킨 제품이 개발되기도 했지만 물질의 크기가 너무 커서 아직 그 효능은 미지수다. 안정성의 문제를 해결할 수 있는 것으로 알려진 L-ascorbate-2-phosphate가 개발되었지만 역시 그 기능은 아직 미지수인 것으로 알려져 있다. 최근 L-ascorbic acid에 zinc sulfate와 L-tyrosine을 적정한 배합으로 섞음으로 안정성과 침투성의 문제를 해결하였다는 제품이 소개되고 있지만, 아직 그 효능성에 대해서는 좀 더 검증이 필요할 것으로 생각된다. 왜냐하면 그 작용기전에 대한 명쾌한 설명이 아직 없기 때문이다.

최근 이러한 모든 문제를 해결한 비타민C의 변형체가 발견되어 이미 상업화에 들어가 있다. 즉, 산화에 강하고 피부 속까지 투과할 수 있는 전기적 성격을 갖는 형태의 비타민C가 개발되어 향후 비타민C를 이용한 화장품이 엄청난 각광을 받게 될 전망이다.

제4부

비타민C, 어떻게 먹을까?

비타민C, 어떻게 먹는 것이 좋을까?(1) | 비타민C, 어떻게
먹는 것이 좋을까?(2) | 충분한 양 복용 시, 부작용은 없을까?

1. 비타민C, 어떻게 먹는 것이 좋을까?(1)

비타민C의 필요성을 인지했다면, 이제부터 어떻게 복용하는 것이 가장 효과적일지 검토해보자.

음식과 함께 복용하라 – 아침, 점심, 저녁 2g씩 세 번!

나는 비타민C의 여러 가지 효능 중에서도 특히 위암에 대한 항암 효과에 큰 비중을 두고 싶다. 그렇기 때문에 단순히 혈중 농도를 유지시키기 위해 복용하기보다 위장에 있는 음식물과 최대한 섞이게 해서 그곳에서 생기는 발암물질인 나이트로스아민(nitrosamine)의 양을 줄일 수 있는 복용법을 권한다. 말하자면 어떤 음식이든 음식물을 섭취할 때 비타민C를 함께 복용하는 것이 좋다는 얘기다. 결국 아침, 점심, 저녁 등으로 세 번에 나눠 복용할 것을 권하는 것인데, 이는 비타민C의 복용 후 흡수되는 양상과 그 후의 혈중 변화를 최대한 고려한 조치인 셈이다. 즉, 식사와 함께 복용한 비타민C는 2~3시간 후에 절정의 혈중농도를 보이고 대사를 통해 이후 2~3시간 안에 원래의 상태로 되돌아간다. 결국 6시간 간격으로 복용함이 비타민C의 약리 작용을 제대로 이해한 결과라 할 수 있다. 즉, 비타민C를 아침, 점심, 저녁 식사와 함께 복용하는 일은 비타민C의 위암에 대한 항암효과와 약리작용을 최대로 올려주는 일이니 주저할 일이 아니다. 구체적으로 이야기하자면 하루에 6g을 식사 때마다 2g씩 세 번에 나누어 복용하라는 말이 될 것이다. 폴링 박사는 한 시간에 1g씩 복용하라고 권했지만, 이것은 거의 실천 가능성이 없는 얘기다. 실제 아침, 점심, 저녁 이렇게 세 번 복용하는 것도 쉬운 일은 아니다.

항상 휴대하고 다녀라

하루에 세 번에 걸쳐 자기 체중에 맞는 용량을 나눠먹고자 한다면 비타민C를 항상 휴대하고 다녀야 한다. 비타민C의 효능을 체험하느냐 못하느냐는 음식 섭취와 동시에 음식물의 양에 비례해 비타민C를 복용하느냐의 여부에 달려 있다. 아무리 비타민C의 작용 기전에 대해 잘 알고 있어도 실천할 수 없다면 아무런 소용이 없다. 따라서 휴대가 가능한 제품을 선택하는 것도 생활의 지혜에 속한다.

공복에 먹는 것을 피하라

비타민C의 화학적 명칭이 아스코르빈산, 즉 산인만큼 공복에 복용하는 것은 속쓰림을 유발할 수 있으므로 피하는 것이 좋다. 심한 경우 위장 출혈도 일으킬 수 있다. 따라서 절대 공복에 복용해서는 안 된다. 일단 음식으로 위장을 어느 정도 채운 후에 복용해야 한다. 한국인의 경우 90% 이상이 위장에 크고 작은 문제가 있는 것으로 알려져 있다. 즉, 위염이나 위궤양을 가지고 있다는 말이다. 이 경우 자칫 음식과 함께 복용해도 속 쓰림이나 불편함이 나타날 수 있는데 이때는 처음 복용량을 반으로 줄여서 복용하면 대부분의 문제가 사라진다. 그런 후에 어느 정도 적응이 되면 원래의 복용량(식사 때마다 2g)으로 증량한다. 비타민C야말로 근본적으로 위장의 문제를 해결해주는 약제 중의 하나임을 잊어서는 안 될 것이다.

경제적인 측면을 고려하라

많은 양의 비타민C를 복용하고자 한다면 경제적인 측면도 고려하지 않을 수 없다. 게다가 온 식구가 다 먹어야 하니 만만하지가 않다. 한 가지 다행스러운 점은 비타민C가 특허물질이 아니기 때문에 그 가격이 비싸질 수 없다는 것이다. 예를 들어 현재 우리나라 시중에 팔리고 있는 제품들의 가격을 대략 살펴보면 1g짜리 한 알에 60~70원 정도라고 보면 될 것이다. 좀 더 실생활에 이해가 쉽게 설명해보자. 하루에 5,000원 짜리 담배 한 갑씩 피우는 아빠가 담배를 끊으면 6~7식구가 하루에 6g씩을 복용할 수 있고 흡연량을 절반으로 줄여도 3~4식구의 비타민C 비용이 나오니 얼마나 싼 가를 알 수 있다. 정제를 기준으로 이야기했는데 가루 제품의 경우 더욱 가격은 내려간다. 가루제품은 효능에 비해 가격이 싸다는 장점이 있지만 휴대와 복용이 불편하다는 단점이 있고, 알약은 다소 비싸지만 휴대와 복용이 간편하다는 장점이 있다.

로즈힙이 섞인 것은 피하라

흔히 한국 사람들은 미제를 좋아한다. 그래서 미국에 가있는 자녀들에게 비타민C를 사서 보내라고 하고 한껏 자랑한다. 그런데 미국산 비타민C 제품의 거의 대부분에 로즈힙(rose hip)이라는 물질이 섞여 있다. 이것이 섞인 비타민C를 복용하는 것은 바람직하지 않다. 왜냐하면 음식과 함께 들어간 비타민C가 위 속에서 즉시 녹아 음식물에서 생기는 발암물질의 생성을 억제해야 하는데, 로즈힙이 들어 있는 제품은 한꺼번에 잘 녹지 않는다. 그래서 서서히 녹아 조금씩 흡수되기 때문에 흡수율은 대단히 높아진다. 아울러 소위 그 물질이 바이오플라보노이드의 일종이기 때문에 비타민C의 흡수를 돕는 것으로 알려져 있다. 그러나 위암이 많은 한국의 경우 비타민C를 다량 복용하는 이유가 흡수율만 높이자는 것이 아니고 위장 속에서의 발암물질 생성의 억제가 더 중요한 임무이기 때문에 가급적 아무 것도 첨가되지 않은 순수한 제품을 권하는 것이다.

더욱이 로즈힙이 섞인 비타민C를 다량으로 오래 복용하면 변비가 생길 수 있다. 사실 비타민C를 다량으로 복용하면 변비가 생기는 것이 아니라 드물게 설사가 나며 대개는 변이 묽어진다. 따라서 제대로 된 경우라면 오히려 변비가 치료되어야 한다.

가급적 순수 비타민C를 복용하라

내가 미국에 있을 때의 일이다. 한번은 500정이 든 비타민C 제품을 사서 약 10%쯤 먹었는데, 우연히 비타민C에 배합된 다른 물질의 목록을 보니 활석(talc)이 섞여 있는 것이 아닌가? 사실 활석은 입으로 섭취했을 경우 잠재적 발암물질로 분류되어 있다. 따라서 다량을 계속해서 복용하면 모르는 사이에 암에 걸릴 수도 있다. 나는 즉시 비타민C를 구입한 가게로 가서 자초지종을 설명하고 환불을 요구했다. 나는 그 제품을 할인가로 구입했는데, 가게에서는 본래 가격으로 환불을 해주었고 정중하게 사과도 받았다. 18달러를 주고 구입한 제품에 대해 36달러를 돌려받고 어안이 벙벙해 서 있는 나에게 덩치 큰 지배인이 정중하게 사과하던 광경은 25년이 지난 지금도 생생하게 떠오른다. 나는 가급적 비타민C, 즉 아스코르빈산 외에 다른 물질이 섞이지 않은 제품을 복용하기를 권한다.

흰색 비타민C 제품을 복용하라

흰색 비타민C 제품을 복용하라는 데는 그만한 이유가 있다. 원래 정제된 비타민C 가루는 흰색이다. 따라서 제품화된 알

약도 흰색이어야 한다. 그런데 흰색의 정제는 시간이 오래되거나 습기에 노출되었을 경우 혹은 빛에 오래 노출되면 산화해 색이 노랗게 변한다. 이렇게 산화한 비타민C는 비타민C 본연의 중요한 작용을 하지 못한다. 따라서 구매 후 색이 변했다는 것을 확인하면 구입한 곳에서 반품을 요구하거나 즉시 폐기하는 것이 좋다. 물론 처음부터 노랗게 만들거나 다른 색소를 넣어 만든 비타민C 제품도 있다. 생각해보자. 처음부터 누렇게 제조된 비타민C가 산화가 되어서 못쓰게 되었다고 하자. 무슨 방법으로 이를 구분할 수 있을 것인가? 그 회사의 사장조차도 구분할 수 없다. 이 정도 되면 왜 흰색 제품을 복용해야 하는지 그 이유를 충분히 이해했을 것으로 믿는다.

비타민C는 매 식사와 함께 따로 복용하라

나는 간혹 사람들에게 종합비타민 복용법에 대한 질문을 받곤 한다. 사실 종합비타민에는 비타민C 외에 지용성 비타민도 함유되어 있기 때문에 결코 다량으로 복용해선 안 된다. 그러므로 제품에 따라 다르긴 하지만 종합비타민은 하루에 한 알 복용하고, 비타민C는 매 식사와 함께 따로 복용하는 것이 좋다.

결론적으로 말해 비타민C는 결코 부작용이 없다. 오히려 모든 질병으로부터 우리 몸을 지켜준다. 그러므로 음식을 섭취할 때마다 잊지 말고 비타민C 2g 이상을 복용하도록 하라. 이것이 가장 좋은 방법이다. 음식을 섭취하고 30분 후가 아니다. 식사 중간에 복용하든지 식사 후에 즉시 먹어야 한다.

그러기 위해서는 늘 비타민C를 휴대하고 다녀야 한다. 어떻게 갖고 다니든 식사 후에 반드시 섭취를 해야만 100% 효과를 볼 수 있다. 그렇다고 한 끼분 비타민C 먹는 것을 놓쳤다고 너무 걱정할 필요는 없다. 왜냐하면 유해산소나 발암물질은 굉장히 적은 양이 생기기 때문이다. 한 번에 많이 생겨 암을 일으키는 것이 결코 아니다. 지금까지 복용하지 않았는데 아직도 살아있다는 것이 그것을 증명하지 않는가? 이제부터라도 꾸준히 복용하면 건강하게 장수할 수 있다.

천연이냐, 합성이냐?

필자가 강의를 다닐 때 강의 후 가장 흔히 듣는 질문 중에 하나가 바로 이 질문이다. 상식적으로 천연이 합성보다 좋을 것이라는 생각을 보편적으로 하기 때문에 나오는 질문이다. 나아가서 석유제품에서 합성하면 몸에 나쁘다는 생각들을 하고 있기 때문이기도 하다. 우선 '천연 비타민C'라는 용어가 없음을 이해해야 한다. 대신 '천연물 유래 비타민C'라는 용어가 있다. 오렌지 속에 들어 있는 비타민C는 천연 비타민C이지만 일단 오렌지에서 추출되어 정제로 된 비타민C 제품이라면 더 이상 천연이란 말을 쓸 수가 없다. 왜냐하면 오렌지 속에 있는 비타민C를 추출하는데 화학물질을 흔히 사용하는데 그로 인해 이미 비타민C가 화학적 공정에 노출되었기 때문에 '천연 비타민C'라는 용어는 쓸 수 없는 것이다. 실제 시중의 약국에서 판매되고 있는 모든 비타민C는 세균을 이용한 생합성 과정을 거쳐서 제조된 것임을 알아야 한다. 특정 세균에게 밀가루나 고구마 가루와 같은 녹말을 먹이로 주고 키우면 그 세균들이 살면서 비타민C를 생합성하는 것이다. 결국 제조과정이 엄청난 미생물학적인 공해를 유발한다. 그래서 최고의 선진 미국에서는 가격 경쟁력 있는 제품이 나올 수 없다. 미국에서 사온 비타민C 제품이 결코 미국에서 제조된 것이 아니고 영국이나 중국에서 제조된 비타민C를 수입하여 다만 다양한 종류의 제품만을 미국에서 만든 것임을 인지해야 한다. 전 세계적으로 2019년 현재 영국과 중국 외에는 비타민C를 제조하는 나라가 없다. 한편 석유류에서 비타민C를 합성할 수도 있는데, 이렇게 제조된 순도 100%인 순수 비타민C는 오로지 실험용으로만 사용하게 되어있고 가격도 매우 비싸다. 참고로 우리가 복용하는 비타민C는 앞에서도 설명한 바와 같이 미생물을 이용한 생합성한 제품이고 그 순도도 95~96%에 머물 뿐이다.

2. 비타민C, 어떻게 먹는 것이 좋을까?(2)

　순서가 바뀌었다고 생각할지도 모르지만 이제는 우리가 일상적인 식생활을 통해 자연스럽게 비타민C를 복용하는 방법을 검토해보기로 하자!

　한국인의 경우에는 조사된 자료가 없지만 식생활 습관으로 볼 때, 결코 많은 양의 비타민C를 음식을 통해서 섭취하고 있다고 보지 않는다. 비타민C는 열에 약하고 산화되기 쉽기 때문에 삶고 굽고 익히는 한국식 음식을 통해서는 하루에 자연 비타민C를 1g도 섭취하기 어려울 것이다.

　그렇다면 우리가 일상적으로 접할 수 있는 음식 재료 중에서 비타민C의 함유량이 높은 것을 찾아 그것을 섭취하려 노

력하는 것이 바람직한 식생활 습관이라고 할 수 있다. 다음의
〈표 1〉을 참고하자.

표 1. Vitamin C 함량(mg/100g)

1	녹차	500	13	왜무	45	25	파	16
2	고추(잎)	200~300	14	파인애플	45	26	갓	16
3	케일(kale)	186	15	냉이	36	27	숙주나물	14
4	대추	100	16	호배추	32	28	기타	
5	피망	100	17	감, 연시	30		김치	10~24
6	아스파라거스	90	18	귤	30		사과	10 미만
7	쑥	75	19	오이	30		포도	10 미만
8	시금치	64	20	밤	28		수박	5
9	딸기	52	21	배추	28		복숭아	10
10	조선무	40~50	22	양배추	27		바나나	2
11	쑥갓	45	23	마늘쫑	22		마늘	7
12	연근	45	24	콩나물	16			

〈표 1〉에서 보듯 녹차는 단위 중량당 비타민C 함량이 가장
높다. 녹차 속에 항암물질이 있다고 하는 것은 이처럼 함량이
높은 비타민C의 효능과 무관하지 않을 것이다. 실제로 녹차

를 즐겨 마시는 일본인 중에는 장수하는 사람들이 꽤 많다. 그럼에도 우리가 마시는 녹차의 무게가 아주 가볍기 때문에 귤보다 좋은 비타민C 공급원이라고 생각하는 사람은 드물다.

고추의 경우에는 잎뿐 아니라 고추 자체에도 비교적 많은 비타민C가 함유되어 있으므로 기호식품으로 적극 권하고 싶다.

한국인의 식단에서 빠지지 않는 김치는 실제 비타민C의 함량도 많지 않지만, 일단 김치가 익을 때쯤이면 대부분의 비타민C가 산화해 그 효능을 잃기 때문에 김치를 통한 비타민C의 섭취는 거의 기대하기 어렵다. 또한 우리가 즐겨 먹는 과일 중 하나인 사과도 비타민C의 함량에서는 다른 과일에 비해 뒤떨어지는 것으로 나타났다. 비타민C 섭취를 위해 추천할 만한 과일은 일 년 내내 먹을 수 있는 귤과 가을 그리고 겨울에 먹을 수 있는 감이다. 봄에 먹을 수 있는 딸기 또한 빼놓을 수 없고, 이제는 일 년 내내 먹을 수 있는 고추를 반찬으로 추천하고 싶다.

그렇다면 오렌지 주스 등의 음료에는 비타민C가 얼마나 함유되어 있을까? 비타민C의 자연 섭취와 관련하여 그것을 살펴보고자 한다면 독일 뮌헨대학 에드먼드 레너 교수의 연구 결과를 고려하는 것이 좋을 것이다. 비타민C가 다른 물질의 산화방지를 위해 스스로 산화하면, 즉 산화하기 쉬운 물질로 산화하면 비타민C로서의 효능을 잃게 된다. 레너 교수의 연구 결과에 따르면 비타민C는 빛에 의해서도 산화가 잘 된다고 한다.

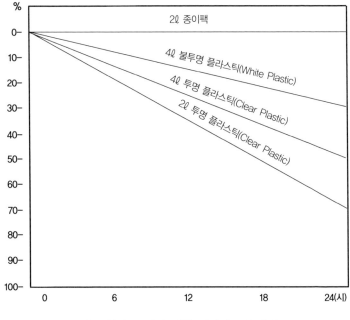

그림 1. 형광등 빛에 의한 비타민C 손실량

〈그림 1〉에서 보듯 투명한 병에 담긴 오렌지 주스 속 비타민C는 하루 사이에 전체의 60~70%가 형광등 같은 약한 빛에 의해서도 산화하는 것으로 밝혀졌다. 따라서 투명한 병에

들어 있는 오렌지 주스의 경우 그 속에 비타민C의 함량은 거의 제로(0)에 가깝다고 보아야 한다. 유통 과정상 공장에서 가정까지 배달되는 시간이 하루는 넘을 것이기 때문이다. 따라서 음료를 통해 비타민C를 섭취하고자 한다면 종이팩 혹은 캔으로 되어 있는 제품을 섭취하는 것이 좋다.

3. 충분한 양 복용 시, 부작용은 없을까?

비타민C는 정말 부작용이 적은 약제다. 일부의 개업의들이나 복용자들이 속 쓰림, 설사 등의 소화기계 부작용을 이야기하지만 속 쓰림의 경우 식사와 함께 혹은 직후에 복용하면 거의 대부분의 경우 문제가 되지 않는다.

정말 간혹 어떤 분은 식사와 함께 복용해도 속 쓰림의 문제가 있다는 경우가 있는데, 이때는 처음 복용을 2g으로 하지 말고 그 절반 혹은 1/4로 시작하여 1주 혹은 1달의 경과 기간 후에 서서히 증량을 하면 거의 속 쓰림의 문제가 해결된다. 설사의 문제도 정확히 마찬가지로 아주 초기의 문제인데 심한 경우 양을 줄여서 시작하고 시간 경과에 따라 서서히 증량하면 설사의 문제도 결코 지속되지 않는 아주 일시적인 문제로 끝난다. 실제 필자는 지난 30년간 그러한 소화기계 문제(속쓰림과 설사)를 제기한 사람 가운데 아직도 그 문제를 해결하지 못한 사람의 예를 들어 본 적이 없다. 이 사실로 독자들은 힘을 얻길 바란다.

유일하게 비타민C 복용의 부작용을 이야기하라면 요로결석을 이야기할 수 있다. 다만 여기서 많은 분들이 담석과 요로결석을 혼동하기에 잠시 언급하자면, 담석은 간에서 담즙이 만들어져 담낭으로 가서 고여 있다가 십이지장으로 분비될 때 이 담도에 생기는 돌(石)을 의미하는 것으로 요로결석과는 전혀 다르며 비타민C 복용과 아무 상관이 없음을 밝힌다. 요로결석의 경우 거의 대부분 사람에게서 문제가 되지 않지만 이미 요로결석으로 고생해 본 적이 있는 아주 일부의 사람에게서 문제가 될 수 있다는 근거가 다소 있을 뿐이다.

요로결석에 대한 얘기를 하려면 콩팥의 구조에 대한 약간의 지식이 필요할 것 같다. 콩팥의 겉질(피질)은 대부분 혈액이 여과되는 부분으로 구성되어 있다. 이를 흔히 사구체라고 하는

데 사구체를 통과한 혈액 여과물의 배설 과정은 다소 복잡하다. 여기서는 그 과정을 간략히 정리해보겠다.

사구체를 통과한 여과물은 콩팥 세관들을 거쳐 집합관에 모이며, 이 집합관들이 모여 콩팥유두를 이룬다. 콩팥유두는 작은 콩팥술잔을 이루고 이것은 큰 콩팥술잔을 이뤄 마침내 콩팥깔때기를 이룬다. 콩팥깔때기가 요관으로 이행하면서 콩팥을 떠나며 25cm쯤 하행하면 방광에 연결된다. 이후 방광의 반대편 끝에서 요도라는 최종 배출로가 열리게 되어 결국 소변이 밖으로 배출되는 것이다.

요로결석이라는 말은 '요로에 돌이 생긴다'는 말이지만, 이러한 배설 과정을 생각해보면 돌은 신장이나 요관, 방광, 요도 등 어디에든 생길 수 있다. 그렇기 때문에 요로결석은 그 발생 장소에 따라 신장결석, 요관결석, 방광결석, 요도결석 등으로 불리기도 한다.

지금까지의 조사에 따르면 요로결석은 왕성한 활동력을 보이는 20~40대의 연령층에서 가장 많이 발생하며, 남성이 여성보다 2배 정도 더 많이 발생하는 것으로 알려져 있다. 그 발생에는 계절적, 유전적, 지역적 요인이 관여하며 식이, 수분 섭취, 직업 등과도 관련이 있다.

요로결석의 유병률은 서구 산업사회의 경우 전체 인구의 1~5%로, 일생을 통해 요로결석에 이환될 확률은 백인 남성이 20%, 여성이 5~10%로 추정되고 있다. 우리나라 통계에서도 요로결석 환자는 비뇨기과 입원환자 중 가장 많은 비율인 25%를 차지하는 것으로 알려져 있다. 그러나 병원을 방문하지 않은 무증상인 경우나 저절로 배출된 경우를 고려하면 실제 환자 수는 더 많을 것으로 생각된다.

요로결석의 종류는 크게 칼슘석(80%)과 비칼슘석(20%)으로 나눌 수 있다. 주요 구성 성분은 칼슘수산염 및 인산염이 대부분이며 요산, 인산마그네슘, 암모늄염, 시스틴 등의 순이고 그 밖에 산틴(Xanthine)과 기질 등이 있다.

요로결석이 생기는 이유는 매우 다양하다. 대표적으로 감염, 소변의 정체, 요로의 해부학적 이상, 칼슘과 관련한 대사성 질환, 탈수 등이 있으며, 유전적 요인이 있을 경우에는 그렇지 않은 경우보다 4배 이상 발병 가능성이 큰 것으로 알려져 있다.

어떤 사람은 비타민C의 대사산물 중 일부가 수산이기 때문에 비타민 요로결석의 발병 가능성을 높일 수 있다는 주장을 하기도 한다. 그러나 몇 해 전에 샌프란시스코 의료원에서 3만 5천 명의 내원객을 대상으로 3년간 관찰한 내용에 따르면 그 가능성은 매우 작다. 병원 내원객을 두 그룹으로 나눠 한 그룹에게는 그램 단위의 비타민C를 복용하도록 하고 다른 그룹은 권하지 않았는데, 비타민C를 복용한 그룹은 그렇지 않은 그룹에 비해 요로결석의 발병률이 증가하지 않았던 것이다. 그러나 필자의 지난 30년 간의 관찰에 의하면 기왕의 요로결석 병력이 있는 사람의 경우 충분한 양의 비타민C 복용이 요로결석 재발의 빈도를 높이는 것으로 보인다. 뒤집어 이야기하면 이제까지 한 번도 요로결석으로 고생한 적이 없는 사람의 경우 전혀 문제가 되지 않는다는 사실이다.

요로결석은 소변 배설 과정 중 어느 부위에서인가 돌이 만들어진 것으로 그 증상은 부위에 따라 차이가 있지만, 대체로 견딜 수 없는 통증이 수반된다. 이 통증은 돌을 빼내기 위해 평활근이 강력히 수축함에 따라 평활근에 혈액을 공급하는 소동맥이 차단됨으로써 발생한 무산소증에 의해 유발되는 것으로 알려져 있다. 또한 여기에는 프로스타글란딘이라는 통증 유발 매개물질이 관련되어 있다고 한다. 따라서 우리가 흔히 쓰는 진통제로는 결코 진통 효과를 볼 수 없다. 진경제를 이용해 근육의 경련을 풀어주고 이어 관련된 소동맥을 통한 혈액공급이 재개되어야 아무 일도 없었다는 듯 통증이 사라진다. 그 통증 발생 기전은 분만통과 비슷한 정도이다.

요로결석은 보통 허리와 사타구니의 참을 수 없는 통증을 통해 발견되지만 우연히 신체검사에서 발견되기도 한다. 즉, 증상이 없는 결석의 경우 소변검사 상에서 정상적으로는 검출되지 않는 적혈구가 나옴으로써 진단되기도 한다.

흥미롭게도 요로결석은 일단 발병하여 통증이 유발되면 수분 내로 죽을 것처럼 고통스럽지만 진경제를 투여하면 통증이 씻은 듯이 사라진다. 이러한 통증은 건강상의 큰 문제를 일으키지 않으며 아울러 요로결석은 결코 죽는 병이 아니다.

만약 비타민C를 복용하고 있다면 평소에 수분을 충분히 섭취함으로써 요로결석 형성의 실질적 원인인 탈수를 예방하는 것이 좋다. 충분한 수분 섭취는 결석을 예방할 뿐 아니라 평소의 건강에도 커다란 도움이 된다.

제5부

비타민C에 대한 오해와 진실

비타민C에 대한 오해 – 부작용 | 비타민C 죽이기 – 논쟁

1. 비타민C에 대한 오해 – 부작용

비타민C가 괴혈병의 치료제라 생각하면 약으로 보는 것이 옳지만, 비타민C 결핍으로 괴혈병이 생긴다고 생각하면 약이라기보다는 영양제라고 보는 게 옳을 것같다. 예를 들어 배가 고파 어지러울 때 식사를 해서 혈중의 포도당 농도를 올려주면 어지럼증은 즉시 사라진다. 이때 우리는 밥(포도당)을 약이라고 하지 않는다. 비타민C 역시 같은 맥락으로 보기 때문에 주로 영양을 전공하는 학자들이 비타민C를 많이 연구하고 있다. 실제로 영양학에서 중요한 비중을 차지하는 것만 보아도 약이기보다 영양제가 타당하다 하겠다.

이미 알고 있을지도 모르지만, 가공식품 공장에 가보면 비타민C 가루가 산처럼 쌓여 있다. 비타민C가 항산화제이기 때문에 가공식품을 제조할 때 산화를 막기 위해 식품첨가물로 대량 투여되는 것이다.

비타민C가 영양제이든 식품첨가물이든 많은 사람이 건강을 위해 비타민C를 복용하고 있다. 입으로 들어가는 음식도 때로는 탈을 일으키는데, 어느 면에서는 약이라고 할 수도 있는 물질을 다량으로 복용했을 때 부작용이 없을 수 있을까?

비타민C의 용량은 가장 논란이 심한 부분이다. 매스컴을 통해 알려져서인지 비타민C의 하루 적정 복용량을 60mg으로 알고 있는 사람이 매우 많다. 이에 따라 하루에 오렌지 하나만 먹으면 된다고 하는데, 과연 맞는 얘기일까?

학문적인 것을 떠나 하루 적정 용량이 60mg임에도 불구하고 시중에 팔리는 제품은 대부분 60mg을 넘어선다. 비타민C에 조금이라도 관심이 있다면, 시중에서 판매되는 비타민C 제품의 주종이 1g(1,000mg)이라는 것을 다 안다. 그것을 하루 한 알씩만 먹는다고 해도 하루 적정 용량의 무려 16배 이상을 복용하는 셈이다. 이는 무엇을 의미하는 것일까? 영양 및 보건관련 학계에서 굳세게 유지하는 하루 적정 용량 60~100mg은 이미 사문화한, 즉 박물관에서나 찾아볼 수 있다는 뜻이다.

이 책에서는 비타민C를 다량으로 복용했을 때 나타날 수 있는 부작용을 설명하려는 것이다. 따라서 비타민C를 다량으로 복용해 본 적이 없는 사람은 그 부작용에 대해 언급하지 못하는 것이 당연하다. 필자는 올해(2019년)로 33년째 다량의 비타민C를 복용해왔다. 그뿐 아니라 주변의 많은 사람도 다량의 비타민C를 착실하게 복용하고 있다. 필자의 권유로 비타민C를 복용했기 때문에 조금이라도 부작용이 나타나면 즉시 내게 알려준다.

그렇다면 비타민C를 다량 복용했을 때, 나타날 수 있는 부작용에는 어떤 것이 있을까?

첫째, 필자의 경험을 말하자면 복용 초기에 예민한 사람에게서 간혹 설사 증상이 나타난다. 덜 예민한 사람은 변이 묽어지는 정도로 끝나며 대개는 일주일을 넘기지 않고 정상화된다. 설사가 심한 경우 초기 복용량의 절반으로 다시 시작하면 대개 문제없이 적응에 성공한다. 이때 변비가 심한 여성은 오히려 초기에 변비가 해결되는 좋은 점으로 작용하기도 하지만, 비타민C를 궁극적인 변비 치료제로 보기는 어렵다.

둘째, 복용 후에 드물게 속 쓰림 증상이 나타나기도 한다. 사실, 비타민C는 식사와 함께 복용하기 때문에 속 쓰림의 문제를 일으키진 않는다. 그러나 이상하게도 비타민C가 산성 물질이므로 먹으면 속 쓰림이 나타날 수도 있다는 얘기를 듣고 나면 복용한 사람은 영락없이 속이 쓰리다는 하소연을 했다. 이 경우 또한 초기 복용량을 절반으로 줄여 1~2주를 복용하면 대개 아무 문제없이 넘어간다. 그 후 서서히 원래의 복용량(매 식사 후 2g)으로 돌아가면 되는데, 이는 그동안 있던 위장의 문제가 해결되었음을 뜻하는 것이기 때문에 대단히 중요한 현상으로 보아야 한다.

솔직히 나는 이 두 가지 외에 다른 부작용은 경험한 적도 들은 적도 없다. 그렇지만 제약회사나 책에서 그 가능성으로 제시하고 있는 발생 가능한 부작용을 살펴보기로 하겠다.

첫째, 요로결석이 생길 가능성이 있다. 이것은 앞에서 이미 다루었으므로 생략하기로 한다.

둘째, 비타민C가 철·이온을 만나면 항산화제가 아니라 강력한 산화제가 되어 거꾸로 유해산소와 같은 역할을 할 수 있다. 일부 생화학자들이 이러한 주장을 하고 있지만 이는 시험관에서나 생길 수 있는 현상으로 생체 내에서는 일어나지 않는다. 만약 이것이 사실이라면 비타민C를 하루에 수그램(5~17g, 체중 70kg으로 환산했을 때)씩 만들어내는 동물은 자기 몸을 스스로 죽이는 일을 하고 있는 셈이다. 조물주가 이런 실수를 했을리가 있는가? 더욱이 우리 몸에 존재하는 살아있는 세포에서는 부득불 유해산소가 생길 수밖에 없음을 고려해볼 때, 비타민C가 철·이온을 만나 강한 산화제가 되는 것보다 유해산소가 더 심각한 손상을 줄 수 있음을 먼저 헤아려야 할 것이다.

이것이 현재까지 알려진 부작용이다. 나는 비타민C의 안전성을 확신한다. 왜냐하면 내가 직접 인체실험의 대상이 되어 30년 이상 엄청난 양을 복용하며 관찰을 해왔기 때문이다. 그뿐 아니라 내 주변의 많은 사람도 아무런 문제없이 다량의 비타민C를 복용함으로써 인체실험의 결과를 증명해주고 있다. 비타민C의 부작용에 대한 이야기는 최근 들어 더욱 문제가 될 수 없음을 입증한다. 일부의 대학병원은 말할 것도 없고 시중의 개업의들 사이에 비타민C 정맥주사 치료요법이 선풍

적이라고 할 정도로 보편화되어 있다. 놀랍게도 그 시작 용량이 10g이고 점차 늘려서 수십 그램씩 정맥주사를 맞고 있다. 중한 환자가 아닌 경우, 퇴치하기 힘든 만성 피곤증 환자나 대상포진을 심하게 앓는 경우, 10~30g의 정맥주사를 맞으면 피곤의 문제가 말끔히 가시고 통증이 매우 심한 대상포진 환자도 통증이 사라지며 회복이 대단히 빠르다. 뿐만 아니라 악성 종양 환자의 경우, 100g이 넘는 엄청난 양을 3~4시간 간격으로 정맥주사로 치료하는 경우가 매우 흔하다. 정맥주사를 금기시하던 미국의 정통 임상의학계에서도 그 효능을 인정하고 있을 정도가 되어, 최근 미국의 한 유명 의료원에서 악성 종양 환자들을 최고 125g(평균 85g)의 비타민C 정맥주사로 탁월한 종양 치료 효과를 증진시킨 보고가 세계 최고의 암전문지에 발표될 정도가 되었다. 암환자는 약의 독성에 더 약할 수밖에 없음을 고려할 때 비타민C는 상상하기 어려울 정도로 부작용이 적은 약임에 틀림없다.

한 마디 더 첨언한다면 정상적인 뇌 속의 신경세포 속 비타민C 농도가 10mM이라는 점을 안다면, 비타민C는 전혀 독성이 없는 물질이라고 할 수 있을 정도로 안전한 약임을 한 번더 강조한다.

2. 비타민C 죽이기 – 논쟁

비타민C만큼 복용하는 것이 좋은지 나쁜지를 두고 오랫동안 논쟁을 벌여온 약품도 그리 많지 않을 것이다. 30여 년 전 필자가 비타민C의 중요성을 깨닫고 성실하게 거대용량의 비타민C를 복용할 때도 역시 이에 대한 학문적 논쟁이 있었다. 그동안 언론을 통해 제기되었던 反비타민C 기사 중 가장 많이 회자되는 내용을 중심으로 이에 대한 설명 및 문제점을 지적하고자 한다.

1) 비타민C가 동맥경화 위험도를 높인다?

비타민C와 관련하여 남가주대학 드와이어(J. Dwyer) 교수의 보고서가 발표되고 나서, 나는 수많은 사람들로부터 비타민C를 계속 먹어도 되느냐는 문의전화를 받았다.

먼저 드와이어 교수의 발표에 대해 영국의 유명한 심혈관 내과의사인 카레이(A. Carey) 박사가 영국 언론(The Times)에 보도한 내용을 소개하고자 한다. 사실 드와이어 교수의 보고서는 더 이상 민감하게 반응할 필요가 없을 정도로 형편없는 내용이지만, 카레이 박사의 날카로운 비판과 아울러 비타민C의 새로운 효능을 알리고자 이 기사를 간략하게 소개한다.

드와이어 교수는 초음파를 통해 경동맥의 벽 두께를 측정하고, 비타민C를 복용하면 그 두께가 평균 2.5배 두꺼워진다는 내용으로 비타민C 복용이 동맥경화의 위험도를 높인다고 주장했다. 여기에 대해 카레이 박사는 동맥벽이 두꺼워진 것은 혈관벽의 가운데층(탄성 조직으로 이루어진 층)이 두꺼워진 것이기 때문에 오히려 심혈관계가 튼튼해진 것이라고 반박하고 있다. 그에 따르면 많은 양의 비타민C를 장기간 복용하면 혈관 벽의 탄력 조직층이 두꺼워져 동맥경화와는 정반대로 좋은 효과가 있다고 한다. 아울러 그는 동맥경화는 동맥의 어느 곳에나 생기는 것이 아니라 동맥이 주로 가지를 치는 곳에 생긴다고 발표함으로써 드와이어 교수의 보고서(報告書) 내용이 허구임을 입증해주었다.

2000년 말, 오레곤 주립대학의 폴링 박사 연구소 연구진과 보스턴 의대의 연구진은 0.5g 이상의 비타민C를 복용하는 것은 혈관에 도움을 주는 것은 물론 고혈압을 낮춘다는 사실을 〈란셋〉지에 발표했다. 더욱이 이들의 실험은 가짜 약 투여군(placebo-controlled)을 두고 양맹법(double blinded)을 사용한 것으로 학술적으로도 그 객관성이나 정확성을 인정받을 수 있는 방법이었다.

우선 그들은 비타민C 투여 후, 정확하게 비타민C의 혈중 농도를 측정해 혈압 강하가 비타민C 때문임을 분명히 했다. 드와이어 교수의 보고서와 그 학문적 가치에서 커다란 차이를 보이는 것이다. 드와이어 보고서가 작은 학회에서 연구한 내용이라면, 이들의 고혈압 연구는 세계적으로 유명한 잡지에 실린 흠잡을 데 없고 학술적 가치가 높은 결과물이다.

그런데 왜 이토록 중요한 사실이 언론에는 보도되지 않았던 것일까?

그것은 비타민C가 건강에 유익하다는 보고서는 일 년에 수백 편 발표되고 있을 뿐 아니라 더 이상 새로운 사실이 아니기 때문이다. 실제로 나는 여러 사람으로부터 비타민C 복용 이후 혈압약을 줄였거나 혈압약을 먹지 않아도 혈압이 정상으로 돌아왔다는 얘기를 듣곤 했는데, 당시에는 그것이 다소 과장된 내용일 것이라고 생각했다. 하지만 오레곤 주립대학과 보스턴 의대 연구진의 발표를 통해 그 사실을 확실히 알게 되었다. 그뿐 아니라 지속적 치료에도 불구하고 잘 조절되지 않던 장인의 그 지독하던 본태성 고혈압이 정상화된 것도 비타민C와 무관하지 않음을 다시 한 번 깨닫게 되었다.

2) 비타민C가 암을 일으킨다?

다음은 라이너스 폴링 연구소(The Linus Pauling Institute)의 발츠 프라이(Balz Frei) 교수가 블레어 박사 논문의 문제점을 조목조목 반박한 내용이다. 블레어 박사는 비타민C가 암을 일으킨다는 내용의 논문을 발표했는데, 어떤 문제를 안고 있는

지 번역된 글을 소개한다.

2001년 6월 15일 〈사이언스〉지의 쟁점으로 떠오른 연구 보고서에 따르면 "과산화지질(Lipid hydroperoxies = 산패한 지방분자 : rancid fat molecules)은 비타민C와 반응을 일으켜 DNA를 손상시킬 잠재력을 지닌 물질을 만들어낼 수 있다."고 합니다. 비록 이 연구 보고서는 생성된 물질이 어떻게 DNA와 반응하는지는 밝히지 않았지만, 비타민C가 '과산화지질'로부터 DNA를 손상시키는 물질인 제노톡신(genotoxins)을 만들 수 있음을 암시했습니다. 다시 말해 비타민C는 돌연변이와 암에 걸릴 위험성을 높인다는 것입니다.

그러나 위의 결론은 크게 잘못되어 있습니다. 이 연구는 호기심을 끌어온 비타민C의 몇 가지 화학적 성질을 살펴보기 위해 시험관 실험을 해본 것에 불과합니다. 이 연구는 생화학적, 생물학적 묘사를 한 것도 아니고 인체 세포와 조직에서 발생하는 반응의 관련성에 대해서도 알려주지 않았습니다. 비타민C에 대한 반응은 대부분 시험관 안에서(vitro) 일어나고, 살아있는 유기체 안에서는(vivo) 일어나지 않으며 또한 일어날 수도 없습니다. 그 이유는 세포와 인체의 생리학적 환경은 수천 가지 물질을 포함하고 있으며, 이 물질이 비타민C 및 '과산화지질' 과 반응하기 때문입니다. 따라서 시험관 시스템에서 관찰한 화학 반응은 일어나지 않을 수 있습니다.

예를 들어 '과산화지질' 은 유기체 안에서는 비타민C 분자와 만나지 않을 뿐 아니라, 수많은 효소에 의해 신속하게 무해한 '알코올' 로 변형됩니다. 따라서 '과산화지질' 과 비타민C의 반응률에 대비한 과산화지질과 효소의 반응률은 결정적으로 중요합니다. 그런데 이상하게도 〈사이언스〉에 실린 연구에서는 과산화지질과 비타민C의 반응률을 측정하지 않았습니다. 알려진 바로는 이 연구의 배양 시간은 – 생화학적 전문용어로 영원이라고 일컬을 만한 – 2시간이나 됩니다. 그런데 과산화지질이 비타민C와 반응하지 않는 무해한 알코올로 변형되는 효소 반응에 드는 시간은 보통 눈 깜짝할 순간입니다. 2시간이 아닙니다!

우리의 자체적인 연구에 따르면, 비타민C는 우선 '과산화지질' 이 형성되는 것을 막는 데 효과적입니다. 다시 말해 인체의 혈장(plasma)이 산화할 조건에 노출되면 비타민C는 무엇보다 먼저 항산화 방어선을 구축해 과산화지질이 형성되지 못하게 합니다. '과산화지질' 이 생기는 것은 비타민C가 모두 소모되어 더 이상 없을 때일 뿐입니다. 이런 까닭으로 위의 실험에서는 '과산화지질'과 비타민C가 인체의 혈장에 공존할 수 없고, 따라서 서로 반응할 수 있는 기회는 결코 오지 않습니다.

또 하나 지적하자면 〈사이언스〉에 실린 연구에서는 '과산화지질' 400 μM이 되는 농도를 사용했습니다. 이는 생화학 분야에서는 '1톤'에 맞먹는 수치입니다. 인간의 혈액에는 '과산화지질'이 대략 10에서 40nM 정도의 농도로 함유되어 있다고 보고 있습니다. 즉, 사용한 농도의 약 1/10000에 불과하다는 얘기로 현실적으로는 불가능한 농도를 시험관에서 사용한 것입니다. 이로써 다시 한번 위의 연구 결과를 살아있는 유기체에 적용할 수 있는지에 대해 심각한 의문을 제기하지 않을 수 없습니다.

우리는 〈사이언스〉 연구에서 무엇을 얻었을까요? 비타민C가 어떻게 시험관 안에서 화학적으로 작용하느냐에 대한 몇 가지 흥미로운 사실밖에 없습니다. 이 연구 결과의 생리학적 관련성은 아직 밝혀지지 않고 있습니다. 이런 연구를 토대로 비타민C가 암을 유발한다고 결론을 내린다면, 이는 단순한 시험관 실험을 통해 암 치료법을 발견했다고 말하는 것만큼이나 터무니없는 짓일 겁니다. 실제로 많은 동물 연구와 세포배양 실험을 통해 비타민C의 항암 효과는 이미 증명되었습니다. 그리고 비타민C는 암 환자를 치료하는 데 사용되어 효험이 명백하게 입증되었습니다.

한 가지 더 살펴보기로 합시다. 비타민C 보충제가 자주 잠재적인 골칫거리로 등장하는데, 과연 인체는 식사로 섭취한 비타민C와 보충약으로 복용한 비타민C를 구별해낼 수 있을까요?

이것은 똑같은 물질입니다. 따라서 비타민C가 정말로 암을 유발한다면 비타민을 알약으로 보충하는 것을 막아야 할 뿐 아니라, 비타민C를 다량 함유한 과일과 야채를 먹는 것도 금지해야 하지 않을까요? 어리석기 그지없는 발상입니다. 우리는 비타민C가 풍부한 음식물이 암, 심장병, 발작 등의 질병에 걸릴 위험을 줄여준다는 것을 알고 있습니다. 그렇기 때문에 과일과 야채는 많이 먹으면 먹을수록 좋습니다. 만약 당신이 비타민C를 섭취하기로 결정했다면 철저히 실행에 옮기십시오. 결과적으로 당신은 스스로에게 좋은 일을 하는 것이지, 결코 해로운 일을 하는 것이 아닙니다.

3) 비타민C가 DNA의 손상을 가져온다?

이제 2000년 4월 9일자 과학전문지 〈네이처(Nature)〉에 실린 "비타민C의 부작용에 대한 연구 결과"를 면밀하게 살펴보고자 한다. 보도 내용은 자원자 500명을 상대로 하루에 500mg의 비타민C를 복용하게 하고 6주 후에 그 말초혈액에서 백혈구들을 분리해 백혈구의 유전물질인 DNA의 손상 정도를 관찰하여 보고한 것이다. 저자들은 용감하게도 6주간 투여한 비타민C에 의해 DNA가 많이 손상되었다고 보고해 많은 사람의 주목을 받았다. 나는 이 논문과 관련하여 몇 가지 문제점을 제기하고자 한다.

이 실험은 사람을 실험 대상으로 삼고 있는데, 실험 대상으로서 사람은 거의 과학적 신빙성을 얻기 힘들 정도로 표준화가 이루어져 있지 않다. 따라서 사람을 상대로 한 실험은 그 대상의 수가 이보다 훨씬 많아야 하고 충분히 긴 시간 동안 관찰해야 한다. 많은 과학자가 실험동물을 사용하면서 똑같은 조건을 만들기 위해(즉, 표준화하기 위해) 엄청난 돈을 쏟아 붓는 것은 과학적 사실을 입증하려면 표준화된 동물이 그만큼 중요하기 때문이다.

비타민C의 부작용에 대한 이 실험의 경우, 관찰 대상도 너무 적고 관찰 시간 또한 너무 짧다. 그뿐 아니라 이 실험에서는 자원자들이 각자의 생활권 내에서 생활하도록 허락해, 그들의 삶 속에서 자신이 알지 못하는 사이에 말초 혈액 내의 백혈구 DNA가 손상당할 수 있는 조건에 있었는지 아닌지를 검증할 방법이 없다.

과연 6주일의 비타민C 투여로 그것도 500mg이라는 비교적 적은 양의 투여에 의해 말초혈액 백혈구의 DNA에 손상이 올 수 있을까? 이보다 10배 이상을, 그것도 20년 가까이 많은 양(최소한 500mg의 5~6배)의 비타민C를 복용하고 있는 사람으로서 도무지 납득하기 어려운 사실이 아닐 수 없다.

그리고 미국을 비롯한 많은 나라에서 가장 보편적으로 팔리고 있는 수많은 1g짜리 비타민C를 어찌 생각해야 할까? 아직도 이들 제품에 대한 판매 금지는커녕 그 비슷한 조치도 이루어지지 않고 있으니 걱정(?)이 이만저만이 아니다. 이야기를 조금 돌려 비타민C의 일반적 특성을 통해 그들의 결과를 통합적으로 살펴보자.

유감스럽게도 비타민C는 사람과 기니피그 외에는 모든 동물이 자기에게 필요한 양을 생체 내에서 합성한다. 그것도 70kg의 사람으로 환산했을 때 500mg의 수십 배에 이르기까지 스스로 필요한 양을 합성한다. 혹자는 인간과 동물은 전적으로 다르다고 주장할지 모르지만 사람과 동물이 다른 것은 개체의 수준에서 다른 것이지 세포의 수준으로 내려가면 그 생명현상을 유지함에 있어서 큰 차이가 없음을 이해해야 한다.

다시 말해 사람에게 투여된 500mg의 비타민C가 말초 혈액의 백혈구 DNA에 손상을 주어 질환을 유발한다면, 그보다 훨씬 많은 양을 필요에 따라 합성하는 동물들이야말로 생물학적으로 스스로를 죽이는 일을 한다고 보아야 한다. 조물주의 커다란 실수가 아니고는 물 흐르듯 자연스럽게 만들어놓은 생물계에서는 납득하기 어려운 실험 결과라고 하지 않을 수 없다.

이러한 지적을 곰곰이 생각해보기 바란다. 필자는 오랜 세월 동안 우리의 건강, 아니 생명을 지켜오는 데 중요한 역할을 해온 비타민C가 더 이상 사람들로부터 "별 거 아니었구나"라는 식으로 난도질당하지 않기를 기대한다.

4) 코펜하겐 리포트(일명, '코펜하겐 쇽')에 대한 비판

다음의 내용은 한 때 '코펜하겐 쇽(Copenhagen shock)'이라 하여 많은 사람들로 하여금 비타민에 대한 커다란 불신을 일으키게 하였던 보고를 핵심적으로 요약한 내용인데 일단 〈주간조선(weekly chosun)〉에 보도된 그 내용을 소개한 후, 뒤에서 이에 대한 합리적 비판을 하고자 한다.

'비타민 보충제 오히려 건강에 해로워'

인체에 유해한 활성산소를 막아주고 신체 노화를 방지해 준다는 이유로 '생명의 묘약'이라 불렸던 합성 비타민A, 비타민E, 베타카로틴이 건강에 도움을 주기는커녕 오히려 "사망률을 5% 이상 증가시킨다"는 충격적 연구결과가 〈미국의학협회보(JAMA)〉 2월 28일자에 게재됐다.

이번 주 발매된 Weekly Chosun(1953호)에 따르면 논문을 발표한 덴마크 코펜하겐 대학병원 연구소의 크리스티안 글루드(Christian Gluud) 박사는 취재 기자와의 이메일 단독 인터뷰에서 "최근 20~25년간 비타민 관련업계는 '비타민을 많이 먹을수록 좋다'는 잘못된 환상을 퍼뜨렸다.

그 결과 각 나라 연구기관, 심지어 국가공인기관까지 비타민 부작용의 심각성을 인식하지 못하게 됐다."고 주장했다.

글루드 박사는 "비타민 복용 그룹의 사망률은 플라시보 그룹(실제로 비타민을 복용하진 않았지만 '비타민을 복용했다'고 거짓말을 함으로써 야기되는 심리적 효과를 살피는 임상 기법)에 비해 평균 5% 가량 높았다. 구체적으로 비타민E 복용 그룹은 4%, 베타카로틴 그룹은 7%, 비타민A 그룹은 16%나 사망률이 증가했다"고 말했다. 그는 "비타민A, C, E, 베타카로틴을 함께 복용했을 경우엔 '보수적으로 잡아도' 평균 5% 이상 사망률이 높아졌다.

하지만 비타민C의 경우엔 사망률 증감에 큰 영향을 미치지 못한 것으로 드러났다. 사망률에 영향을 끼친 직접적 메커니즘은 아직 규명하지 못했다"고 설명했다.

코펜하겐 대학병원 연구소 연구팀은 23만 2606명(44.5%는 여성)의 피실험자를 대상으로 삼아 기존의 학술논문 68건을 통계학적 방식으로 재분석해 그 결과를 '미국의학협회보'에 게재했다.

글루드 박사는 "건강한 삶을 누리기 위해서는 음식을 통해 비타민을 섭취해야 한다. 의사가 의학적 필요에 의해 권하지 않는 한, 어떤 형태의 비타민이든 복용할 필요가 없다."고 주장했다.

그는 "비타민과 사망률에 관한 연구가 수차례 시도된 바 있으며, 결과가 공개되지 않은 실험이 꽤 있다는 사실을 알고 있다. 비타민 업계로부터 조종 당하지 않고 독립적으로 존재하는 기관의 독립적 연구결과에 주목해야 한다."고 주장했다.

– 이 보고에 대한 비판

우선 이 보고는 글루드 박사가 직접 수행한 연구보고가 아니고 최근 20~25년간 다른 학자들에 의해서 수행된 연구결과들을 종합분석한 보고서임을 염두에 두어야 한다. 즉, 글루드 박사는 어떤 특정 비타민의 전문가가 아니라는 말이다. 중요한 주장을 하는데 학문적 한계가 있음을 지적하는 것이다. 그 증거는 뒤에서 언급하겠지만 금방 드러난다.

필자가 이 보고서를 비판하기 전에 중요하게 언급하고 싶은 것은 많은 독자들로 하여금 특정 비타민의 구분없이 모든 비타민을 '비타민' 이라는 한 단어로 사용하게 하고 있다는 점이다. 즉, 이 책에서의 설명을 잘 읽으셨다면 비타민C를 '비타민' 이라고 일반화해서는 절대 안 된다는 이야기다.

내용으로 돌아가보면 참으로 참담하지 않을 수 없다. 기껏 많은 돈을 들이고 정성을 들여서 복용한 비타민 보충제가 오히려 건강을 악화시키고 나아가서는 수명을 단축시키고 있다면 이는 보통 심각한 일이 아닐 수 없다.

그러면 과학자들이 실험을 잘못 수행한 것일까? 실험 자체를 잘못되었다고 할 수는 없다. 하지만 위에서 열거한 실험을 수행한 많은 과학자들이 항산화제의 속성에 대해 변변하게 잘 모르고 있음을 단적으로 보여주는 대목이 바로, '~ 하지만 비타민C의 경우엔 사망률 증감에 큰 영향을 미치지 못한 것으로 드러났다.' 라고 보고한 내용이다. 왜 다른 비타민들은 영향을 주었는데 비타민C만 영향이 없었을까?

우선, 글루드 박사가 분석한 비타민제들(비타민A, C, E, 베타카로틴)을 일명, '항산화 비타민제' 라고 할 수 있음을 인지해야 하는데, 모두 산화적 손상을 막아주는 항산화 기능을 갖는 비타민제들이기 때문이다. 비타민C를 제외한 다른 항산화 비타민제의 특성은 일단 우리 몸에서 항산화 기능을 한 후 짧은 기간이지만 오히려 독성이 더 강한 물질로 변화된다는 점이다. 즉, 항상 좋은 것으로만 알고 있는 항산화제의 그늘이라고 할 수 있다. 그래서 우리 몸에는 그 독성이 강한 물질을 원래의 비타민으로 변화시켜주는 시스템이 존재해야 하는데, 그 시스템의 한 가운데 서있는 물질이 바로 비타민C임을 그들은 전혀 모르고 있다고 이야기할 수밖에 없다.

여러 항산화 비타민 제재 중 비타민C만 왜 유일하게 수용성이며 화학적으로 불안정한지 그 이유를 설명하자면, 수용성이어야 빨리 필요한 곳으로 달려갈 수 있고 화학적으로 불안정하여야 많은 물질의 화학 반응에 쉽게 관여할 수 있기 때문이다.

결론적으로 항산화 비타민제를 이용해서 제대로 된 실험을 하려면 우선 비타민C를 충분한 양으로 포화시켜 놓은 후에 그 다음에 원하는 다른 종류의 항산화 비타민제를 투여해서 그 결과를 관찰해야 이미 보고된 나쁜 결과들이 나타나지 않고 진정한 항산화 비타민제들의 효과가 나타나는 것이다. 동물들을 살펴보라. 그들은 이미 많은 양(체중 70kg의 경우 5~20g)의 비타민C를 체내에서 스스로 합성하니, 이미 비타민C가 충분히 포화된 상태에서 그들이 음식을 통해서 섭취한 항산화 비타민제들의 도움을 받고 있다고 분석할 수 있는 것이다. 결국 그들은 비타민C를 제외한 항산화 비타민제들의 부작용에 의한 결과들을 보고하고 있었던 것이다.

그러면 왜 같이 병용한 비타민C의 실험에서도 – 다른 실험에 비해 가장 낮은 사망률이기는 하지만 – 사망률이 증가했을까?

그것은 항산화 비타민제의 부작용을 제거할 수 있는 충분한 양의 비타민C를 사용하지 않았기 때문이다. 즉, 100mg 내외의 적은 양의 비타민C로는 결코 항산화 비타민제의 독성을 충분히 제거할 수 없는 것이다. 제대로 된 학문적 배경이 없이 수행된 실험은 아무리 많은 사람을 대상으로 했어도 그 결과를 신뢰할 수 없는 것이다.

필자는 그저 안타까울 뿐이다. 과학이라는 학문의 이름이 갖는 막강한 힘을 이용하여 이렇게 잘못된 결과를 마치 진리인 양 발표함으로 많은 순진한 사람들에게 혼란을 가중시키고 더 나쁘게는 그들의 건강을 지키고자 하는 노력을 수포로 돌아가게 하고 있으니 말이다. 참으로 안타까운 일이다.

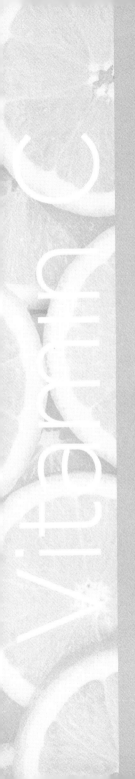

에필로그

요약과 결론

- 비타민C는 유일하게 부족증으로 인해 죽기 때문에 발견된 비타민이다.

- 비타민C는 당초에 인간도 몸에서 스스로 만들던 물질이다.

- 실제 대부분의 동물들은 지금도 하루에 5~20g(사람 체중 70kg으로 환산했을 때) 의 비타민C를 합성한다.

- 놀랍게도 비타민C를 합성하는 동물들(인간도 마찬가지)의 소변 속에 꽤 많은 양의 비타민C가 함유되어 마치 배설되는 것처럼 보인다. 하지만 콩팥에는 비타민C가 배설되는 양을 조절하는 SVCT2라는 수용체가 존재하며, 이는 비타민C가 배설이 아닌 방광 등의 요로기관을 활성산소의 공격으로부터 보호하기 위해 능동적으로 방광으로 배출되고 있다는 근거가 된다.

- 결국 1900년 초에 정해진 60~100mg의 일일 적정 복용량은 단순히 괴혈 병으로 죽지 않게 하는 적은 용량이기 때문에 건강증진과 질병예방을 위 해서는 일일 적정 복용량이 현재의 60~100mg에서 실제 살아 있는 동물 들의 하루 합성량 근처인 약 100배 정도까지 상향 조정되어야 한다.

- 비타민C 효능의 제일 첫 번째는 혈관 강화 기능으로 뇌졸중, 심근경색증 등의 동맥경화성 혈관질환을 예방하는데 큰 도움이 된다.

- 그 다음으로는 항암기능인데, 이때는 비타민C의 경구복용으로는 암을 예 방하고, 정맥주사로 제공되는 거대용량의 비타민C는 항산화제가 아닌 산 화촉진제로 암세포를 죽인다.

- 감기 예방 효과가 있어서 감기를 덜 걸리게 하거나 이환 기간을 단축시켜 준다. 더 중요한 것은 변종 감기나 독감으로 사망하는 것을 막을 수 있다.

- 중요한 항염증 면역학적 기전을 통해서 손상된 간을 회복시키는데 매우 중요한 역할을 할 뿐 아니라 간병변으로 변화되는 것을 막을 수도 있다.

- 중추신경계에서 폭발적으로 발생하는 활성산소의 해를 막아줌으로써 치매나 파킨슨병을 예방할 수 있는 가능성이 매우 높다.

- 임신한 동물이 비타민C가 부족한 경우 소뇌의 발달이 저해됨을 보임으로 임신부에게 충분한 양의 비타민C 복용이 중요함을 밝혔다.

- 비타민C는 우리 몸에서 중요 기능을 나타내는 8종류의 효소의 조효소로 작용하는데, 콜라겐 단백질 합성을 촉진함으로 상처가 빨리 아물게 한다. 지방의 에너지 대사에 중요한 역할을 하는 L-carnitne의 생성을 촉진하고 남녀 성호르몬을 포함하는 스테로이드 호르몬의 조효소 역할을 하여 스트레스를 효과적으로 이기게 하고 돌연사 예방에도 큰 역할을 한다. 혈관 평활근에서 일산화질소 합성효소(NO synthase)의 작용을 촉진하여 혈관 이완을 통한 고혈압 치료 효능도 갖는다.

- 식사와 함께 복용한 비타민C는 음식물이 섞이며 소화되는 과정에 생기는 발암물질의 생성을 막아주고 소장에서 일부가 흡수되고 나머지는 대장으로 통과하여 대변으로 배출되지만 이 과정에서 대장균을 좋은 균들로 변화시키는 작용을 하기 때문에 결코 한 톨도 허비된다고 볼 수 없다.

- 식사와 함께 복용한 비타민C는 식후 3시간 뒤에 혈중에 그 절정의 농도를 보이다가 다시 3시간 뒤에는 원래의 농도로 되돌아가기 때문에 6시간 이내에 반드시 다시 복용해야 그 효능을 체험할 수 있다.

- 결론적으로 비타민C는 매 식사 중 2,000mg 씩 하루에 세 번 총 6,000mg 을 복용해야 한다.

– 백세 건강시대, 비타민C가 답이다!

이 글을 맺으며 나는 세상에서 가장 싸고 귀한 보약은 바로 비타민C라는 것을 강조하고 싶다. 무궁무진하게 깔려 있는 비타민C의 재료 때문에 가격이 결코 비싸질 수 없고, 생명을 지키는 일에 그 어느 물질보다 중요하니, 이보다 좋은 보약은 없을 것이다. 게다가 우리는 이제 백세시대라는 말을 주저함 없이 이야기하는 시대를 살고 있다. 나이가 들수록 우리 스스로 자각하는 것은 우리 몸의 생명복원력이 점점 떨어진다는 것이다. 즉, 망가지기는 쉬워도 망가진 질서를 회복하는 능력은 나이가 들수록 떨어진다는 말이다. 어쩔 수 없이 비타민C의 도움을 청해야 하는 그런 시대를 살고 있다.

물론 비타민C 몇 알로 모든 건강 문제가 해결되는 것은 아니다. 비타민C의 효능이 아무리 좋을지라도 기존의 건강수칙은 여전히 유효하며, 앞으로도 유효할 것이다. 그러나 어쩔 수 없이 기존의 건강수칙을 완벽하게 지키지 못한다면, 비교적 쉽게 우리의 건강을 지킬 수 있는 방법을 찾아야 한다. 그 확실한 대안이 바로 비타민C의 복용을 시작하는 일이다.

　만약 당신이 이 책이 전하는 중요한 메시지를 꼼꼼하게 살펴보았다면, 비타민C와 기존 비타민과의 차이를 분명하게 이해했을 것이다. 특히 습관적 과식과 극단적 스트레스를 한 순간도 피하기 어려운 현대인에게 급증하고 있는 혈관질환의 예방을 위해서나, 그로 인해 2차적으로 현대인이 숙명적으로 부딪히는 돌연사의 위험으로부터 생명을 지키는 데 있어 이 물질이 얼마나 중요한가를 알게 되었을 것이다. 이런 측면에서 생명을 지키는 일과 관련하여 한 번 더 강조하고 싶은 것은 복잡다단한 삶을 살 수밖에 없는 현대인에게 충분한 양의 비타민C를 복용하는 일은 필수적이라는 사실이다.

　그뿐 아니라 갖은 질병으로 고생하는 사람은 일단 비타민C의 복용을 시작으로 질병 치료의 문을 열고, 그후 전문가에 의한 본격적 치료에 임하기를 권한다. 질병이라는 육체적 스트레스에도 비타민C가 사용되어 고갈됨을 앞에서 설명했으니, 각 질병에 대한 전문 치료에 앞서 충분한 양의 비타민C를 복용하고 전문의를 찾기를 권하는 것이다.

끝으로 종합 비타민 제제를 복용하시는 분들의 경우, 반드시 사전에 충분한 양의 비타민C를 복용하면서 종합 비타민제를 복용해야 극대화된 항산화제의 기능을 기대할 수 있음을 꼭 알아야 할 것이다.

이제 이 책이 권하는 바를 철저하게 실천함으로써 건강한 사람은 건강을 확실하게 유지하고, 질병에 걸린 사람은 빠른 시간 안에 건강이 회복되는 귀한 복을 차지하시기를 기원하며 글을 맺는다.